「ボケない人」の習慣、ぜんぶ集めました。

工藤孝文［監修］
ホームライフ取材班［編］

青春新書
PLAYBOOKS

「ボケない人」の習慣が、ついに明らかに！

いつまでもボケることなく、人生をいきいきと過ごしたい。高齢期に足を踏み入れた人はもちろん、まだ中年期後半の人にとっても、とても強い願いだろう。その一方で、ボケを予防するのは難しそう……とも思っているのではないか。

しかし、心配することはない。じつは近年、ボケを引き起こす認知症に関する研究が進み、予防できる可能性が十分あるとわかってきた。

ボケ予防の重要なポイントは「習慣」だ。そこで本書では、年を取ってもボケない人たちの日ごろの習慣に着目。認知症を防ぐ食事方法と有効な食材、脳が活性化する意外な行動、脳の血流を増やす運動のコツ、脳の若さを保つ趣味や体のメンテナンス、前向きに生きていけるコミュニケーション術、認知症の発症リスクとなる病気の予防方法など、幅広い角度から127項目に及ぶ秘訣を集結させた。

これからの人生を楽しく、自分らしく、健康に過ごすため、本書はきっと役立つはず。一生ボケないための参考書にしていただければ幸いだ。

「ボケない人」の習慣、ぜんぶ集めました。〈もくじ〉

第1章 ボケない人の脳に効く意外な習慣、ぜんぶ集めました。

第2章 ボケない人の食べ方の習慣、ぜんぶ集めました。

第5章 ボケない人のコミュニケーションの習慣、ぜんぶ集めました。

第6章 ボケない人の運動の習慣、ぜんぶ集めました。

第7章 ボケない人のメンテナンスの習慣、ぜんぶ集めました。

第8章 ボケない人がやらない早くボケる習慣、ぜんぶ集めました。

本文デザイン/青木佐和子
編集協力/編集工房リテラ(田中浩之)

第1章

ボケない人の脳に効く意外な習慣、ぜんぶ集めました。

年を取ってもボケない人は、
意外な習慣を身につけている。
共通するポイントは、
脳をいかに刺激し、
血流を促して活性化させるかだ。

ボケない人はときどき、昔の写真を見返して思い出に浸る

本棚を整理していると、随分前にまとめた写真アルバムを見つけた。パラパラめくっているうちに、わぁ懐かしい……と見入って、ノスタルジックな思いに浸る。

昔の写真を見て過去を振り返るという、ちょっと後ろ向きな行動に見えるかもしれないが、じつは脳を活性化するための良い方法だ。米国の著名な精神科医が提唱したもので、「回想法」と呼ばれている。

古い写真を見ると、脳が強く刺激されて、当時の記憶が数珠つなぎのように次々と浮かび上がる。いつもは記憶の倉庫の奥深くに仕舞われている思い出が、久しぶりに引き出されるわけだ。このとき、脳の司令塔である前頭前野や、記憶をつかさどる海馬が大いに活性化される。

ときには、懐かしい思いにどっぷり浸るのもいいものだ。

いまの曲だけでなく、懐かしい曲も聴いて脳を活性化させている

ボケない人は流行に敏感で、音楽についても、いまのヒット曲をよく聴いているイメージがあるかもしれない。けれども、実際にはそうではなく、若いころに好きだった懐かしい曲も、たびたび聴いている。

10代、20代のときに流行った曲を聴くと、何となく、そのころにタイムスリップしたような気になる。メロディーや歌詞はもちろん、どこでよく聴いていたのか、その曲のどういったところが好きだったのか、当時の自分の状況はもちろん、社会の出来事なども関連して思い出す。

懐かしい曲がきっかけとなって、普段使わない記憶の倉庫につながる神経回路が活性化するわけだ。曲に合わせて、歌詞を思い出しながら歌ってみると、脳はますます刺激を受ける。休日の自分だけの楽しみにしてはどうだろう。

週1回は新しい店を見つけて買い物をする

いつものスーパーで買い物をしたり、なじみの飲食店で外食をしたり。こういった行動から、脳が刺激を受けることはほとんどない。何歳になっても元気でイキイキしている人は、何かと新しい経験をするように心がけているものだ。

習慣化された行動ばかりしていては、脳の若々しさは保てない。ボケを防ぐためには、「考える」「判断する」といった「人間らしさ」をつかさどる脳の前頭前野を刺激することがとくに大切だ。

前頭前野を活性化させるには、はじめての経験をするのが効果的だとされている。知らない店に入って、商品を見ながら過ごすだけでもいい。ワクワクした気持ちが湧いてきたら、前頭前野が活性化した証拠だ。週に1回は新しい店に入り、買い物や食事をするのがボケないコツだと覚えておこう。

スケジュール帳を見返す人は、「思い出す力」が衰えない

年のせいか、記憶力が悪くなって……こう言って、人の名前を思い出せないときなど、照れ隠しのようにつぶやく人がいる。しかし、正確にいえば、加齢によって衰えやすいのは「思い出す力」。一方、「覚える力」はそれほど低下しないのだ。

つまり、もの忘れをしないためには、思い出す力を鍛えるのが大切。そこで、やるべきことをメモした過去のスケジュール帳をときどき見返してみよう。

メモ書きを見ていると、「ああ、あのとき相手はこう反応した」「この商品を見つけたときはうれしかったな」「いやあ、この日は本当に暑かった」などと、実行したときの気持ちや状況が頭に浮かんでくるはずだ。

このとき、脳の神経回路が活性化し、思い出す力が強化されていく。脳を刺激するのはボケないための基本中の基本。上手にスケジュール帳を使ってみよう。

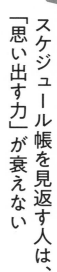

ダ・ヴィンチに学ぶ、記憶の神経回路が太くなる「巻き戻し記憶法」

年を取るにつれて、「思い出す力」はだんだん衰えていく。しかし、日ごろから適切なトレーニングを行い、脳の神経回路を太くしておくことにより、脳の老化を防ぐのは十分可能だ。

参考にしたいのは、ルネサンス期の大芸術家、レオナルド・ダ・ヴィンチが実行していた記憶力の訓練方法。ダ・ヴィンチは寝る前、その日にあった出来事について、朝まで順番にさかのぼって思い出すことを日課にしていたという。

アナログの映像フィルムを逆回転させるような方法なので、「巻き戻し記憶法」ともいわれる。印象に残らない出来事は思い出しにくいので、「えーと、昼ごはんの前には何をしたっけ?」などと、ときどき詰まることだろう。だからこそ、脳が強く刺激され、記憶に関する神経回路が太くなっていくのだ。

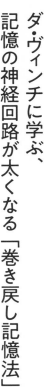

記憶力が衰えない人は、3日前の食事を思い出す訓練をしている

3日前に夕食で何を食べたのか、ちょっと思い出してみてほしい。すぐにスラスラと答えられるのはごく少数で、おそらく、圧倒的多数の人はなかなか思い出せないのではないだろうか。

2日前の夕食について尋ねても、やはり、食卓にどういった料理が並んでいたのか、頭に浮かばない人は多いはずだ。では最後に、昨日の晩、何を食べたのか。これでようやく、過半数の人が答えられそうだ。

2日、3日前の夕食を答えられなかったとしても、ああ記憶力が衰えたものだ……などと肩を落とす必要はない。人間の脳の仕組みから考えて、当たり前だといえるからだ。

人間の脳は非常に優秀で、膨大な情報をとどめておくことができる。とはいえ、見

たり聞いたり触ったりと、五感を使って得る情報はあまりにも多く、それらすべてを覚えておこうとするのは不可能だ。

そこで、脳はすべての情報を均等には扱わないで、さほど重要ではないと思われるものについては、記憶をためておく倉庫の奥のほうに仕舞うようにする。2日、3日前の夕食など、通常は思い出す必要がないので、すぐに取り出せる場所には保管されない。このため、なかなか思い出せないというわけだ。

こういった脳の仕組みを利用し、あえて、2日、3日前の夕食を思い出そうとするトレーニングがある。年を取っても記憶力が優秀な人が、ひそかに行っているボケを防ぐ方法だ。

はじめのうちは、試しても思い出すのは難しいかもしれない。しかし、それでもかまわない。記憶倉庫の奥から引っ張り出そうとする行為によって、脳は強い刺激を受けて、記憶のネットワークが太くなっていく。

たとえば風呂につかっているときに行うなど、1日の終わり近くの習慣にしてみてはどうだろう。

身のまわりを整理整頓すれば、きれいになるだけでなく、脳も鍛えられる！

不要なものがあふれ返っている「ゴミ屋敷」「汚部屋」。住んでいるのが高齢者の場合、ただ性格がだらしないのではなく、認知機能か身体機能が低下していることが多いといわれる。

いろいろなものが散らかったり、いらないものがたまったりしてしまうと、きれいに片づけるのは大変。頭も体も大いに使う作業になるので、年を取ってボケかけた人には難しいのも当然だろう。

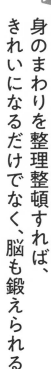

逆にいえば、家や部屋の片づけは、ボケ防止のための良いトレーニングになる。月に1、2回程度は、きちんと整理整頓すれば、身のまわりがきれいになるのに加え、脳も鍛えられるのでぜひ実行してはどうか。

身のまわりをきちんと整理整頓するのは、意外に高度な作業だ。まず、部屋にたまったものを見て、必要か不必要か大別する必要がある。

たとえば部屋の隅に雑誌やカタログ、ＤＭが積み上げられているのなら、そのなかから何を取っておくのかを選別。必要なものは、どこにどうやって保管するのかを考えなければならない。

雑誌なら本棚に並べるようにしたいが、棚のスペースが足りなければどうするのか。いらない本を断捨離するのか、捨てるのは忍びないから知人に譲ったり、古本屋に持っていったりするのか。それとも手に取って改めてチェックし、必要・不必要を再考するのか……などと雑誌類を片づけるだけでも、考えるべきことは山積みだ。

自分で考え、決断し、新たな道も探る。整理整頓は、まるで脳トレのようなものだ。あれは捨てよう、これは取っておこう、ではどこに保管しようかと、作業している間、脳はずっと刺激されっぱなしだ。

部屋の模様替え、家具の配置換えなども定期的に行うといい。片づけたあとのすっきりした部屋を想像しながら、楽しんで作業するのがポイントだ。

「よく噛んで食べる」とボケない!?
噛むたびに脳の血流が良くなる仕組みとは

よく噛むことのメリットは多い。まず、食べものが細かく噛み砕かれ、胃腸の負担が少なくなる。ゆっくり食べるので、肥満につながる早食いにならない。噛むほどに分泌される唾液の働きにより、虫歯や歯周病の予防効果も期待できる。

そして、あまりよく知られていないようだが、じつは認知症を予防する効果も高い。食事の際、ひと口で平均30回噛む人と、10回噛んだらすぐに飲み込む人。両者のうち、何歳になってもボケにくいのは文句なしに前者だ。

よく噛むことがボケ予防になるのは、噛むたびに脳に血液が送り込まれるからだ。歯の根元部分には、歯根膜というクッションのような薄い膜があり、噛むとその力を受けて0・03㎜沈み込む。

わずかな動きだが、これで歯根膜の内部にある血管が圧縮され、3・5㎖ほどの血液が脳へと送り込まれる。弁当や寿司などについてくる魚型の醤油入れの容量がだいたい2〜4㎖。ひと噛みであの程度の分量の血液が脳に入るわけだ。ひと口30回も噛めば、脳の血流は計量カップ半分ほど増える。

脳の機能を正常に保つためには、血流を促進して、酸素と栄養をたっぷり提供することが欠かせない。脳内の血流が良くなれば、アルツハイマー型認知症の原因となるアミロイドβを洗い流す効果も期待できる。

高齢者にひと口あたり30回以上噛むことを指導したところ、記憶力が改善したという研究もある。1日3回の食事で、意識してよく噛むだけでボケ予防ができるのだから、試さない手はないだろう。

とはいえ、いまは軟らかい料理が多い。ハンバーグやカップ麺をひと口30回も噛んでいたら、口のなかでなくなってしまいそうだ。よく噛むには、それなりに固い食品を食べる必要がある。

朝食の主食は、粉から作られる軟らかいパンではなく、粒状で噛み応えのある米にするなど、よく噛むための工夫をしてみよう。

いつもポケットにガムを。認知症予防にとても有効

年を取ってもボケない人のなかには、ガムをときどき噛んでいる人もけっこういるのではないか。よく噛んで食べる習慣と同じように、ガムを噛むことは認知症予防に有効なのだ。

日本チューインガム協会によると、1枚3gのガムを口に入れて、味がなくなるまで噛む回数は550回に達するという。現代人は1食あたり約600回噛むとされており、それとあまり変わらない数なのだ。

ガムを噛んでもらって脳の活動をMRIで調べたところ、大脳皮質の運動野と感覚野を中心に活動が明らかに高まった、という研究もある。とても手軽な方法でありながら、得られる効果は絶大といっていい。これからは、ポケットにいつもガムを入れておくことをおすすめする。

毎日続ければ認知能力をキープ！料理は脳を活性化させる高度な作業

ここ数年、飲食店のテイクアウトを利用する人が増え、フードデリバリーも急速に普及した。スーパーやコンビニの総菜もバリエーションが豊富で充実している。

仕事が忙しかったり、疲れたりしたときなどに、これらを利用する人は多いだろう。とはいえ、便利だからと頼り切ってはいけない。年を取ってもボケない人は、日ごろから料理をよくつくっているものだ。

日常的な家事のなかでも、料理は最も頭を使う作業といえる。まずは献立を決めなければいけない。その際には自分や家族の好み、栄養バランス、食材の旬などを考慮し、最近食べたものとかぶらない配慮も必要となる。冷蔵庫に何が入っているのかも確認し、使えるものがあれば、その利用の仕方を考えることも大切だ。

買い物に出かけたら、献立に適した食材を探しながら売り場を歩く。あらかじめ献立を考えていない場合、脳は一層強く刺激される。並んでいる食品の品質や値段などをチェックし、頭のなかで組み合わせて料理に仕立てるという高度な作業が求められるからだ。

実際に調理するときも、脳は活性化し続ける。食材を洗い、料理の仕方に合わせて切り、加熱する際には火の通り具合に気を配り、味見をしながら最終的な仕上がりを決めていく。出来上がったら、おいしく見えるように盛りつけ、食器をテーブルに並べる。

あれこれと考え、手を動かし、目を配ることで、脳の広い範囲の神経細胞が強く刺激される。想像以上に味が良かった、あるいは美しく仕上がった。こうしたときには達成感が得られ、脳は一層強い刺激を受ける。

とにかく、料理ほどボケ防止に効果の高い習慣はない。普段、人任せにしているのであれば、じつにもったいない話だ。仕事がある日は忙しくてちょっと難しい……という人は休日だけでもトライしてみたい。身近に教われる人がいないのなら、料理教室に通って講師や生徒と交流しながら覚えるのもいい。

もの忘れをしない秘訣は、複数のことを同時にこなす習慣

脳は使えば使うほど活性化する。日ごろから効率良く脳を刺激できれば、ボケないまま年齢を重ねることも大いに期待できそうだ。

脳の健康を保つのに非常に有効な方法が、ふたつの課題を同時に行う「デュアルタスク」。簡単な言い方をすれば、「ながら作業」だ。複数のことを同時進行する際、ひとつの作業に集中するときよりも、脳ははるかに複雑な指令を出さなければならなくなる。当然、脳は一層働いて活性化するというわけだ。

普段の生活のなかで、意識することなく行っている「ながら作業」の代表が料理だ。湯を沸かしながら、ゆでるための食材を切る。ゆでている野菜を横目で見ながら、フライパンで肉を焼く。肉の焼き加減に注意しながら、急いで洗いものをする。料理をするときには多くの場合、複数のタスク（課題）を同時に行うことが求められる。だ

からこそ、料理はボケ防止に効果大といえるのだ。

日常生活で実行できる「ながら作業」は、料理のほかにもいろいろある。掃除や洗濯、食器の洗いものをしながら好きな歌をうたう。テレビドラマを観ながらスクワットや体幹トレーニングをする。あるいは情報番組を観ながら役に立つ情報をメモする、といったことでもいい。

大事なのは、AとBを同時に行うとき、どちらにも重点をおいて取り組もうとする姿勢だ。Aには十分注意するけれども、Bは適当に流す、といった行動では脳を強く刺激することはできない。

「ながら作業」は、脳内に一時的に記憶をとどめておくワーキングメモリという重要な働きとも関連している。ワーキングメモリの機能は年齢とともに衰え、それにつれてもの忘れをするようになっていく。日ごろから積極的に「ながら作業」を行うと、その機能が鍛えられて、もの忘れ防止につなげることが可能なのだ。

複数の課題が同時進行するのは、仕事をするうえでもよくあること。「ながら作業」をうまくこなすことができれば、ボケ防止に加えて、仕事の評価も上がりそうだ。

「曜日」でなく「日付」を意識する人は、時間の感覚を失わずにすむ

今日は何年何月何日ですか？　こう問われて、すぐに答えられるだろうか。何年と何月まではスラスラ言えても、何日というところでつまずいてしまう人はけっこういるのではないか。

なかには、「曜日で覚えているから大丈夫」と言い張る人がいるかもしれない。しかし、残念なことながら、それはボケに向かって一直線。ボケない人は「曜日」ではなく、「日」で時間の流れを認識している。

脳の機能が衰えるにつれて、時間の感覚も崩れていく。その順番は「年」「月」「日」の順。ボケても把握しやすいのが、最後に残る「曜日」の感覚だ。時間の感覚を失わないためには、「曜日」よりも「日」で時間の流れを認識しておく必要がある。

毎朝、新聞やスマホなどを見て、今日が何日なのか確認するクセをつけておこう。

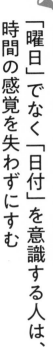

1日の終わりに日記を手書きすると、脳が強化されてもの忘れしなくなる

いつまでも記憶力を保ち、もの忘れをしない人は、1日の終わりに日記を書く習慣があるのかもしれない。

日記を書くなんて面倒だ、書くことなんかない。こう思う人もいるだろうが、平凡だと感じた1日のなかから、何か印象的な出来事を思い出そうとするだけでも、脳は活性化する。そして、その出来事を文章にまとめる際には、一層、脳が刺激される。

日記はパソコンで書く方法もあるが、日記帳やノートに手書きするのがおすすめだ。字をひとつひとつ思い出し、指でペンや鉛筆を握って書き、書かれる字を目で確認する。それら一連の行為によって、脳はさらに鍛えられるからだ。

まずは1行からでも、箇条書きでもいい。とりあえず、夜の習慣にしてみてはどうだろう。

1日遅れで日記を書くと、脳が一層活性化！

残念ながら、年齢とともに記憶力は少しずつ衰えていく。それはもう仕方がないことだ……とあきらめてしまうと、脳の機能がますます低下していくのは避けられない。その意味から、日記を書くのはボケ防止にとても有効な習慣だといえる。

その日の出来事をスムーズに思い出せて、楽に日記を書けるようなら、より一歩進んだ方法を試す手がある。1日遅れで日記を書いてみるのだ。

今日の出来事なら鮮明な記憶があるだろうが、昨日あった出来事はすぐには思い出せないかもしれない。しかし、よく考えているうちに、誰と会ってどういう話をして、自分がどのように感じたか、といったことを思い出せるはずだ。

昨日のこともすんなり思い出せるのなら、2日遅れで、一昨日の出来事を日記に書いてみよう。脳がもっと刺激されるはずだ。

巧みな文章を書ける人は、脳が萎縮してもボケの症状は出ない！

どういった人がボケやすいのか。認知症の発症には、どのような要因が関係しているのか。この大きな謎に挑んだ有名な研究がある。米国で1986年からはじまった「ナン・スタディ（修道女研究）」という大規模な調査だ。

修道院では厳しい戒律のもと、みなが共同生活をおくる。それなのに、年を取ってボケてしまう人がいれば、認知症に無縁な人もいる。どうして明暗が分かれるのか、678人に及ぶ修道女たちを調べて解き明かそうとした。

興味深い研究内容を紹介する前に、認知症のなかでも最も多いアルツハイマー型認知症について改めてふれておこう。アルツハイマー型認知症は、異常なたんぱく質であるアミロイドβによって引き起こされる。アミロイドβは神経細胞の老廃物で、いわば〝脳のゴミ〟。少しずつ脳にたまっていき、やがて固まりになると毒性を持ち、脳の神経細胞を死滅させて記憶障害などを引き起こしてしまう。

「ナン・スタディ」では、死後に脳の解剖も行われ、驚くべき事実がわかった。明らかにアミロイドβがたまった部分があり、典型的な認知症の脳であることを示しているにもかかわらず、生前は無症状だった人が少なくなかったのだ。

一方、解剖によって、脳自体にはそれほど異常はないものの、認知機能がかなり低下していた人たちも多かった。ボケにくい人がいれば、ボケやすい人もいるということになる。この違いはいったいどこにあるのか。

調査を進めるうち、意外な要因が浮き彫りになった。修道女たちはみな、修道院に入る際、人生を振り返る自叙伝を書かされていた。それらの自叙伝を分析した結果、語彙《ごい》が豊富で複雑な文法を駆使していた人は、脳に異常が見られてもボケにくいことがわかったのだ。これに対して、脳に同じ程度の異状があった場合、単純な文章を書いていた人はボケやすかった。

言語機能が高ければ、ボケないで人生を終えられる可能性が高まる。もっと本を読み、凝った文章の日記を書いてみてはどうか。いまからでも遅くはない。

連続ドラマを観る前に、前回の「あらすじ」を思い出す習慣を

ドラマ好きの人が無意識のうちに行っている、とても有効なボケ予防方法がある。毎週楽しみにしている連続ドラマがはじまる直前に、前回までのあらすじを頭のなかで振り返るのだ。

あの弁護士……藤沢は庶民派のようなふりをしているが、じつは腹黒いやつかも、というのが前々回の重要な部分だった。前回は、藤沢の大学の同期だった検事の山根という男が登場し、こいつもなんだか怪しげな感じ。藤沢に依頼した成瀬という女性も謎が多い。予告では、今回は成瀬の正体が暴かれそうだったな……。

こういった具合に、物語の流れを思い出す。この復習のような行為によって、ドラマを一層興味深く観ることができるだけではなく、記憶の倉庫につながるネットワークを強化できる。

これまでにも紹介してきたが、思い出そうとすることは簡単にできるボケ予防方法のひとつ。記憶を脳の奥から引っ張り出そうとするときには、脳の血流が間違いなく増えている。この血の巡りが、ボケを防ぐための大きなポイントとなる。

すぐには思い出せないからと、努力をやめてあきらめてしまうクセをつけると、それだけでボケやすくなるといっていい。とにかく、どういったことでもいいので、思い出そうと頑張る習慣づけが大切だ。

ボケ予防をテレビ番組にからめれば、登場人物が多くてストーリーが大きく動く、連続もののドラマが脳を活性化させるのに向いている。あらすじをきちんと覚えておかないと、何がなんだかわからなくなるようなものほどいい。いま流行りの「伏線」を考察するようなドラマなら、なおさら脳は刺激を受ける。

一方、かつての一般的な時代劇のように、ストーリーが型にはまっており、最後には決まって悪者が倒されるような単純な一話完結ドラマを観ても、あまり脳は活性化しない。話の流れをそれほど真剣に覚えておかなくても、十分楽しめるからだ。脳の活性化を考えるなら、先の読めない連続ドラマを観るようにしよう。

カゴに入れるたびに合計金額を暗算。これぞ記憶力が衰えない人の買い物術

数の意味を理解し、足したり引いたり、かけたり割ったりする。この計算する能力は、年を取るにつれて衰えやすい。認知症を診断する際に、100から7を順番に引いていくテストが行われるのは、この計算力が健全なのかどうかをみるためだ。

計算力は普段あまり使わないとなおさら落ちていく。見方を変えれば、意識して何かを計算するように心がければ、能力の低下を防ぐのは可能というわけだ。その意味から、買い物のときに計算力を高める工夫をしている人がいる。

商品を買い物カゴに入れるたびに、価格をチェックして足し算し、頭のなかで合計金額を出していく。1円単位は切り捨てか四捨五入にして、ざっくりした金額に整えてもOKだ。買い物が終わるまで、合計金額を覚え続ければ、記憶力を鍛えることもできる。買い過ぎも防げそうだから、一石二鳥の買い物方法といえる。

通りがかった車のナンバーを足し算すれば、前頭前野が鍛えられる

信号待ちの交差点で立っている、いかにも元気そうなシニア世代。通り過ぎる車のナンバープレートあたりに視線をよく送っているようなら、こっそりと脳トレをしているのかもしれない。

脳を活性化させる脳トレには、専用の本やアプリが必要というわけではない。行き交う車のナンバープレートを使って、手軽に行うこともできる。

たとえば、「46-49」というナンバープレートを見たら、「4+6+4+9」とすべての数字を使った足し算をしてみるのだ。

そんな簡単な方法が脳の活性化につながるのかと思われそうだが、ナンバープレートの数字を全部覚えておいて、それから計算をすることになるので、意外に簡単ではない。はじめのうちは、「4+6+…」あたりで、次の数字が何だったのを思い出せな

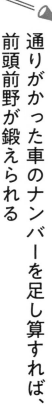

い場合も少なくないはずだ。

慣れてきて、それほど考えることなく計算できるようになったら、難易度を上げてみるのもいい。「4×6＋4×9」というのはどうだろう。あるいは「4－6－4－9」、さらに難易度を上げて、「4×6×4×9」「46×49」といった答えを求める手もある。いろいろなバリエーションを試すほど、飽きないで続けられるだろう。

この「ナンバープレート計算」は、計算力を鍛えるのに絶好のトレーニングになる。ちょっとした外出時にも手軽に行えるので、ぜひ試してみたいものだ。

数字をいったん覚えておく作業が必要になるのも、脳の活性化策として優れている点だ。一時的に記憶をとどめておくワーキングメモリの機能も鍛えられるので、加齢によって増えていくもの忘れを予防することもできる。

計算に使う数字は、別に車のナンバープレートでなくてもいい。ビルなどに設置されている電光掲示板のデジタル時計の表示も、使いやすい計算対象だ。ナンバープレート計算のように、「14：29」の場合は「1＋4＋2＋9」といった計算をするわけだ。ボケを予防するため、いろいろなものを利用してみよう。

バイリンガルの人は日本語しか話せない人よりもボケにくい

あなたは二か国語を上手に話せるバイリンガルだろうか。それとも、単一の母国語しか話せないモノリンガルなのか。

モノリンガルの人には、いまからでも外国語を何か習うことをおすすめする。じつは近年、母国語以外の言葉も自由に話せる人は、年を取ってもボケにくい傾向にあることがはっきりしてきた。

バイリンガルとアルツハイマー型認知症との関係については、次にあげるような数多くの研究があり、いずれの報告も同じ方向を指し示している。

・バイリンガルはモノリンガルと比べて、認知症の発症が4・1年遅かった。
・話せる言語が多いほど、認知症を発症する時期は遅かった。
・バイリンガルはモノリンガルと比べて、認知症と診断される年齢が4・3年、発症するのが5・1年遅かった。

・バイリンガルは複数の言語の習得度が高いほど、認知症の発症が遅かった。
・バイリンガルはモノリンガルと比べて、アルツハイマー型認知症の発症は3・2年、脳血管性認知症は3・7年遅かった。
・バイリンガルはモノリンガルと比べて、脳が効率的に機能し、脳神経のネットワークが強かった。
・国民の多くが複数の言語を使う国では、モノリンガルの国と比べて、認知症になりにくかった。

ほかにも、バイリンガルが認知症リスクを低くするという研究報告は多い。これは言語によって使われる脳の神経細胞が異なり、読み書きできる言語の数が多いほど、神経回路が強化されるからではないか、と考えられている。

晩年、もし認知症になるとしても、日本語以外の言語もこなせるのなら、その発症を約4~5年も遅くすることができる。社会のグローバル化とはまったく関係ない部分で、外国語の習得は非常に重要だったのだ。

笑わないと認知症リスクが3・6倍にも…お笑い好きがボケにくい理由

よく笑うのは精神衛生上、とても良い習慣だ。脳内に神経伝達物質のドーパミンやβ-エンドルフィンが分泌され、幸せな気分になることがわかっている。

そしてよく笑う人は、年を取ってもボケにくい。福島県立大学などの研究によると、普段から笑う機会がほとんどない人は、ほぼ毎日笑う人と比べて、認知機能低下の症状が現れるリスクが3・61倍高かった。

笑うとリラックスした状態のときに発生する脳波「α波」が増加し、心が落ち着いて記憶力や集中力などが高まっていく。脳内に流れ込む血液も増えるので、脳が活性化する。ほかにも免疫力を高めたり、血糖値を下げたりする働きもあり、心身の健康を長く保ちたいのなら、日々の笑いは欠かせない。お笑い番組を観るのに加えて、日常のなかで、笑いの〝ネタ〟を積極的に探してみてはどうだろう。

週に1回はオシャレをして外出。それだけで、脳の働きが若くなる

部屋着を着たまま買い物に行く、あるいは来客にパジャマ姿で応対する。このような身だしなみの乱れは、認知症のサインのひとつとして知られている。

もちろん、あなたは穴の開いたジャージ姿などで外出することはないだろう。繁華街に出かけるときはもちろん、近所のスーパーで夕食の買い物をするときでも、人に見られて恥ずかしくない服装をしているはずだ。その気持ちをこれからも持ち続けるようにしよう。ボケない人は、何歳になってもオシャレを忘れない。

オシャレといっても、高価なファッションに身を包む必要はない。季節や天候、出かける目的や場所、会う人などに合わせた服装を選び、外出するようにすればいい。見た目に気を使わなくなるのは、ボケにつながる扉を開くのと同じ。たとえ用がなくても、週に1回程度はオシャレをして出かけたいものだ。

香りで海馬が刺激を受ける。認知症予防に効果大のアロマテラピー

植物から抽出したアロマオイル（精油）によって、暮らしに香りを取り入れるアロマテラピー。心地良い香りに包まれる部屋で暮らしていると、年を取っても記憶力が衰えず、ボケにくいかもしれない。

意外なことに、脳の老化と嗅覚には関連性がある。認知症になると、記憶をつかさどる脳の海馬の働きが悪化するが、じつはそれよりも先に匂いを感じる嗅神経がおかしくなってしまうのだ。アロマを利用すると、弱った嗅神経が刺激されて機能が改善する。その変化が海馬に伝わって活性化するともいわれる。香りを楽しむ暮らしには、もの忘れや認知症を予防できる可能性があるわけだ。

嗅覚が正常になると、食事がおいしくなるので、健康維持にも効果大。好きな香りを試してみるといいだろう。

第2章

ボケない人の食べ方の習慣、ぜんぶ集めました。

認知機能を維持するうえでも、
食生活はとても大切。
ボケない人とボケやすい人は
普段の食事の取り方や
食べているものがこんなに違う！

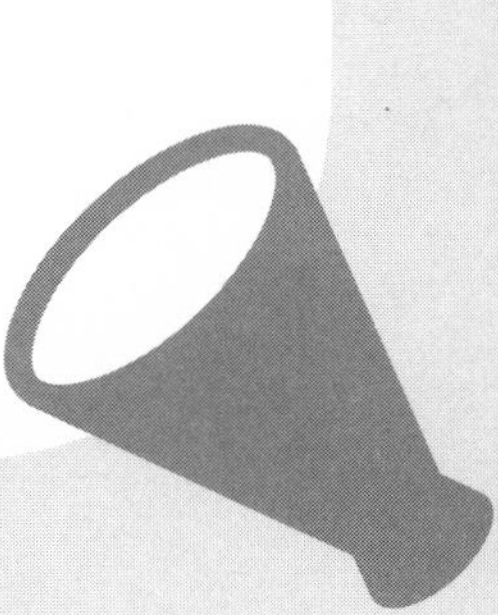

ミカンやレモンなどの柑橘類に注目のボケ防止成分が含まれていた！

柑橘類をよく食べる人は、ビタミンCの効果で体調が良く、食物繊維が働いて腸の具合も良好なのではないか。加えて、年を取ってもボケにくい、という意外な効果を得ることもできる。

東北大学の研究によると、柑橘類を週3～4回食べている人は、週2回以下の人と比べて、認知症発症リスクが約8％低い。さらに毎日食べていると、リスクが約14％も低くなることがわかった。

この認知症予防効果は、柑橘類に豊富に含まれているノビレチンというポリフェノールの一種によるもの。高い抗酸化作用によって、脳の神経細胞の酸化や炎症を抑えるのだと考えられている。多彩なミカンの仲間をはじめ、レモンやユズ、スダチなど、柑橘類を1年中摂取したいものだ。

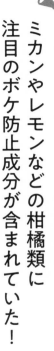

肝臓だけでなく脳も元気にするオルニチン。シジミを冷凍すればその量は8倍に！

シジミに含まれるアミノ酸の一種、オルニチン。肝臓を癒す働きは広く知られているが、脳にも効くというのは初耳の人が多そうだ。

オルニチンは肝臓で、体に害のあるアンモニアの解毒に向けて働く。アンモニアは神経細胞の重要なエネルギー源であるＡＰＴ（アデノシン三リン酸）という物質の生産を妨げる作用を持つ。オルニチン効果でアンモニアが解毒されたら、このメカニズムによって、体内でＡＰＴが盛んにつくられるようになり、脳の神経細胞が刺激されて活性化するのだ。

じつはシジミを食べるとき、そのまま調理するのはもったいないことを覚えておこう。いったん冷凍するだけで、オルニチンは8倍も増える。冷凍庫にシジミを常備しておき、たびたび味噌汁などにするといいだろう。

オルニチンがシジミの5倍以上！
シメジをよく食べる人はボケない

お酒を飲んだ翌朝、アルコールの害をできるだけ少なくしようと、シジミの味噌汁を食べる人がいる。肝臓だけではなくボケ予防にも有効なアイデアだが、健康に関する知識がもっとある人は、シメジの料理をよく食べる。

肝臓の働きを助け、脳を活性化する作用も持っているオルニチン。豊富に含まれているのは、何といってもシジミだというイメージがある。しかし、100gあたりに含まれているオルニチンの量を比較すると、シジミが20㎎なのに対して、シメジはその5倍の100㎎もある。

しかも、シジミの小さな身を大量に食べるのは大変だ。一方、シメジの炒め物やホイル焼きなどからは、シジミの味噌汁に含まれている量の何倍ものオルニチンを簡単に摂取できる。ボケない老後を過ごすため、シメジ料理を頻繁に食べるようにしよう。

高タンパク低脂肪の鶏胸肉は、筋肉だけでなく、脳も活性化する！

高タンパク質に加えて低脂肪で、しかも値段の安い鶏胸肉は、運動選手や筋トレが趣味な人の大好物。鶏ハムにしてサラダに添えたり、蒸してバンバンジーに、あるいは唐揚げにしたりと、さまざまな料理に利用できる。

この優秀なタンパク源、胸肉をよく食べるのは、脂肪をつけずに筋肉を増やしたい人ばかりではないだろう。年を重ねてもボケ知らずの人も、週に何度も胸肉料理を食卓にあげているのではないか。

胸肉は羽ばたくときに活躍する大きな筋肉。持続的に動かしても疲れないように、抗酸化作用の高いイミダゾールペプチドという特殊なアミノ酸がたっぷり含まれているのが特徴だ。なお、ささみといわれる肉は、胸の骨に沿って左右に1本ずつある部位。ここも胸肉の一種で、やはりイミダゾールペプチドの含有量は多い。

胸肉に含まれているイミダゾールペプチドは、腸から吸収されると、いったん抗酸化作用のない2種類のアミノ酸に分解されてしまう。しかし、これらのアミノ酸が骨格筋や脳に移動すると、そこでイミダゾールペプチドに合成。こうしたメカニズムから、筋肉や脳に対してダイレクトに働き、疲労回復につなげてくれるのだ。

国立精神・神経医療研究センターなどの研究によると、継続的に摂取すると、脳の疲れを癒すだけではなく、脳の前頭前野の萎縮が抑えられることもわかった。前頭前野は人間らしい高度な精神活動をつかさどり、短い記憶をとどめておくワーキングメモリという脳の働きにも関係している。この重要な部分を活性化することができるのだから、胸肉を利用しない手はない。

胸肉は鶏モモ肉や牛肉、豚肉などと比べて、摂取し過ぎると動脈硬化の原因となる飽和脂肪酸がぐっと少ないのもメリットだ。疲労回復と脳の健康のために、積極的に利用しよう。

イミダゾールペプチドはマグロやカツオなど、外洋を長時間泳ぎ続ける魚の赤身にも豊富に含まれている。

お茶をよく飲む人は認知症になるリスクが約30％低下！

赤ワインを毎日3～4杯飲むと、ポリフェノールの効果によって、認知症の発症リスクが低下するというフランスの研究がある。しかし、アルコールは生活習慣病の原因になるし、大量飲酒は逆に脳を萎縮させてしまう。やはり酒に健康効果を求めるのはやめたほうが良さそうだ。

ポリフェノール効果を求めるのなら、日本人の場合はお茶がいちばん。国立長寿医療研究センターの研究では、緑茶を1日に2杯以上飲むと、認知機能が低下するリスクが約30％低下した。お茶特有の苦み成分のもととなるポリフェノールの一種、カテキンなどの働きだろう。

お茶を1日に数杯飲むお年寄りは、それだけでボケにくいわけだ。食事やおやつのとき、お茶を飲むことを習慣にしてみよう。

おやつにジャムに大活躍。ブルーベリーには認知機能を改善させる効果あり！

青紫色の色素であるアントシアニンはポリフェノールの一種。抗酸化作用が高く、とくに目の網膜に作用して疲れ目などを癒す。目に効くポリフェノールとして知られているが、ほかにも注目すべき作用を持っている。脳に働いて、認知機能を高めてくれるのだ。

60歳以上の男女を対象にした米国の研究を紹介しよう。アントシアニンが含まれている代表的な果実、ブルーベリーのフリーズドライ24g（生ならカップ1程度）を90日間摂取してもらった。その結果、ブルーベリーを摂取しなかった場合と比べて、認知機能を調べるテストの成績が良かったという。

トーストにブルーベリーのジャムをたっぷりつける人は、認知症になりにくい可能性がある。ボケを予防するおいしい習慣、試してみる価値はありそうだ。

ボケ防止の大きなカギ！枝豆に豊富に含まれている「葉酸」とは

年を取っても頭の回転が速く、記憶力も良くて、認知機能が全然衰えない。そういった元気な人は、ビールのつまみに枝豆をつまんだり、緑黄色野菜をよく食べたりしているのではないか。

緑黄色野菜の有効成分といえば、ビタミンCやβカロテンなどが真っ先にあげられる。しかし、ちょっと地味な存在ながら、忘れてはいけないものもある。ビタミンB群の仲間である葉酸だ。

葉酸が効果的に作用する対象は、ホモシステインというアミノ酸の一種。体内にホモシステインが過剰に増えると、血液中に活性酸素が大量に発生して、さまざまな悪影響を及ぼす。

血管では動脈硬化が進行し、骨に作用すると骨粗鬆症《こつそしょうしょう》の原因になる。脳の神経細胞が攻撃されると、認知機能が低下して認知症のリスクが高まってしまう。

葉酸はこの厄介なホモシステインを分解し、さまざまなトラブルを防いでくれる。活性酸素の害を減らして健康を保ち、脳の働きを衰えさせないために、葉酸はどうしても必要な成分なのだ。

葉酸を多く摂取するほど、アルツハイマー型認知症の発症率が低くなるという研究もある。毎日の食事で、欠かさず摂取するようにしたいものだ。

葉酸は枝豆や緑黄色野菜のほかに、豆腐や納豆などの豆製品、イチゴ、ミカン、アボカドといった果物、緑茶、焼きのり、レバーなどに含まれている。

日本人の推奨される摂取量は、18歳以上の男女で1日240μg。抜きん出て多く含まれているのはレバーで、牛レバー50gから500μg、鶏レバーなら650μgを摂取できる。これだけで十分な量だが、レバーをたびたび食べるのは難しいだろう。

やはり、野菜や豆類から毎日摂取するのがいい。枝豆ひと握りには256μg、ブロッコリー4分の1束やホウレン草1束には147μgの葉酸が含まれている。ボケを予防したいのなら、意識して緑黄色野菜を食卓に上げるようにしよう。

〝レンチン〟上手は野菜のボケ防止効果を上手に利用できる人

緑黄色野菜から葉酸を摂取するため、ホウレン草をゆでておひたしに、ブロッコリーもゆでてマヨネーズをかけて食べる。ごく一般的な食べ方だが、葉酸は水溶性なので、ある程度の量は溶けて流れ出てしまう。枝豆をゆでる場合もやや流出するが、さやに入っている分、野菜ほど大きく失われないようだ。

野菜の葉酸を効率良く摂取したいのなら、ゆでるのではなく、電子レンジで加熱したり、汁物にしたり、炒めたりするのが正解だ。ホウレン草の場合は、水にさらさなくてもいいアクのない品種を選ぶのがいいだろう。

また、葉酸には光に当たると分解されやすいという性質もある。できるだけ鮮度のいいものを購入し、家に帰ったらすぐに冷蔵庫に入れるようにしよう。買ったその日のうちに加熱調理し、冷凍保存しておくのもおすすめだ。

インド人に認知症が少ないのは、カレーをよく食べるから…はホントだった！

まったく和食の範ちゅうに入らないのに、日本の国民食のひとつになっているのがカレー。大好物で、ひと月に何回も食べている人もいるだろう。その嗜好は一生、変えないことをおすすめする。カレーが大好きな高齢者はアルツハイマー型認知症になりにくい、という確かなデータがあるからだ。

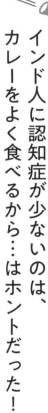

米国ピッツバーグ大学が2001年、世界を驚かせる研究報告を行った。インド人のアルツハイマー型認知症の発症率を調べたところ、アメリカ人の約4分の1しかないことがわかったというのだ。

いったい、これはなぜなのか？　認知症予防医学の多くの研究者たちが取り組み、有効物質を突き止めることができた。カレーの主要なスパイスのひとつ、ターメリック（ウコン）に含まれているクルクミン。このポリフェノールの一種が、脳に効く特殊な作用を持っていた。

クルクミンが強く働きかけるのは、脳のなかにたまって神経細胞を死滅させ、アルツハイマー型認知症を引き起こすアミロイドβという異常なタンパク質。クルクミンには固まりかけたアミロイドβをほぐし、脳の機能低下を防ぐ作用があった。

クルクミンによる脳への働きかけは非常に強い。ハウス食品グループと東京大学、二松学舎大学による共同研究では、カレーを日常的によく食べるほど、認知機能が低下しにくいことがわかった。

アルツハイマー型認知症の予防を期待するなら、カレーの中でも大豆を使ったダル（豆）カレーがとくにおすすめだ。大豆に含まれているレシチンという物質の働きによって、クルクミンがよく吸収されるようになる。カレーといっしょに納豆を食べるのもいいだろう。

クルクミンが含まれるサプリメントもあり、服用する人の28％に記憶力の向上が見られたという。ただし、サプリメントで大量に摂取すると、肝臓に負担がかかる場合もある。肝臓の弱い人は、カレーから自然に摂取するほうが賢明だ。

いくつになってもボケない人にはイタリアン好きが多い

魚や鶏肉のイタリア料理が大好きで、サラダにはオリーブオイルをたっぷりかける。こういった人は生活習慣病にかかりにくく、ボケにくいことがわかっている。

イタリア料理に代表される地中海食が注目されたのは1985年。米国ミネソタ大学が行った研究により、地中海沿岸の国では脂肪の多い料理をよく食べるにもかかわらず、動脈硬化が原因の生活習慣病は少ないことが明らかになった。

その後、さまざまな研究が進められ、2000人を超えるニューヨーク市民を対象にした調査では、地中海食を食習慣に取り入れると、アルツハイマー型認知症の発症リスクが低くなることがわかった。

地中海食を象徴するオリーブオイルに着目した研究もある。米国テンプル大学の報告では、マウスにエキストラヴァージンオリーブオイルの豊富なエサを与えた結果、与えないマウスと比べて、記憶力や学習能力などの認知機能が高くなったという。オリーブオイルを与えたマウスの脳を調べると、アルツハイマー型認知症の原因となるアミロイドβの固まりが少なく、脳の神経細胞もしっかりつながっていた。

こうした数々の研究から、地中海食に生活習慣病や認知症を予防する効果があるのは間違いない。では、地中海食とはどのような食事なのだろうか。1993年に発表された定義がよく知られているので紹介しよう。

・毎日食べる…果物、野菜、豆類、ナッツ類、オリーブオイル、全粒粉、ジャガイモ、ハーブやスパイスなど
・週に2回以上食べる…魚、シーフード
・週に数回食べる…鶏肉、卵、チーズ、ヨーグルト
・月に数回食べる…牛肉、豚肉、お菓子などのデザート

これらの食事に加えて、毎日運動し、誰かといっしょに食べる、といった生活習慣も大事だとされている。健康的に年を取るのに有効な食生活の指標のひとつとして、取り入れてみてはどうだろう。

アルツハイマー型認知症の多い米国で開発、予防食「マインド食」ってなに？

アルツハイマー型認知症の予防に特化した食事方法がある。2015年に米国で考えられた「マインド食」。食べものを次のような「積極的に食べると良い食材」「食べ過ぎに注意したい食材」に大別し、食生活に活かそうとするものだ。

・積極的に食べる…緑黄色野菜（週6日以上）、その他の野菜（1日1回以上）、全粒穀物（1日3回以上）、ナッツ類（週5回以上）、豆類（週3回以上）、魚（なるべく多く）、鶏肉（週2回以上）、ベリー類（週2回以上）、オリーブオイル

・食べ過ぎに注意…赤身の肉、バター、チーズ、お菓子、ファストフード

動物性脂肪を控えて、抗酸化作用の高い食品をすすめているのが特徴といえる。あくまでも米国仕様の食事方法だが、参考にはなる。なお日本人向けには、これに減塩も加えたほうがいいともいわれている。

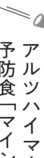

青魚好きは、何歳になっても記憶力が衰えない

魚の油であるDHA（ドコサヘキサエン酸）を摂取すると頭が良くなる。広告などで盛んにPRされているが、何だか疑わしいと思っている人もいそうだ。誇大広告ぎりぎりの言い回しではないのか……と。

しかし、DHAの持つ効能は本物だ。旬の青魚をよく食べている人は、シニア世代になっても脳の働きが衰えにくい。水産加工品のメーカー、マルハニチロが島根大学、島根県立大学短期大学部などと共同研究して得られた成果を見てみよう。

研究は、島根県の平均年齢73歳の認知症ではない高齢者101人を対象に実施。DHA入りのフィッシュソーセージを1日2本、1年間摂取してもらったところ、認知機能が明らかに改善されたことがわかった。

国立長寿医療研究センターによる研究結果も興味深い。研究は血液中のDHA濃度

と認知機能の関係をテーマに行われた。10年後の認知機能低下リスクがどうなるか調べたところ、血液中のＤＨＡ濃度が最も低い人の基準値を１にした場合、最も濃度が高い人はリスクが０・１７倍、中程度の人は０・１１倍低くなるという結果になった。

どちらの研究も、ＤＨＡが認知機能に好影響を与えることを示している。脳細胞の成長や修復を促して、脳の神経回路を強化し、認知機能を高めると考えられている。〝頭が良くなる〟という謳い文句は、間違いではなかったのだ。

魚にはＥＰＡ（エイコサペンタエン酸）という油も含まれている。ＥＰＡには血栓を防ぐ作用があるので、日ごろたくさん摂取すれば、脳血管性認知症の予防が可能になる。ＤＨＡもＥＰＡも体に良い不飽和脂肪酸。そのなかでも、体内ではつくられない「オメガ３」というタイプの油なので、積極的に摂取することが大切だ。

魚の油はマグロのトロにたっぷり含まれているが、高価なのでたびたび食べるわけにはいかないだろう。そこで、トロに負けないほど油の多いタイセイヨウサバ（ノルウェーサバ）やサンマを食卓に上げてみよう。ほかにマイワシやマサバといった旬の青魚などにも、脳の機能を守る油が豊富に含まれている。

いつまでも脳が元気な人は、サバ缶やイワシ缶をストックしている

魚が体に良い食品なのはよくわかるが、調理するのが面倒だし、焼くときの匂いも好きではない。こういう理由から、魚よりも肉をずっと多く食べる人がいる。しかし、そういった食生活では、将来のボケを遠ざけるのは難しいかもしれない。

魚の調理は嫌いだけれど、よく食べている。そういった人は、缶詰などの水産物の加工食品を上手に利用している。認知機能を長くキープするために、ぜひ見習ってみたい食生活のアイデアだ。

サバ缶やイワシ缶は旬の魚を加工するため、栄養価は非常に高い。そのままでも食べられるし、野菜などとあえても立派な一皿になる。骨ごと食べられるので、不足しがちなカルシウムを摂取できるのもメリットだ。ほかには魚肉ソーセージも手軽で栄養豊富なので、おやつのほかにも上手に使ってみよう。

クルミをおやつでポリポリ。そんな人はオメガ3効果で記憶力がいい

口がさびしいときのおやつに、あるいは酒のつまみにナッツ類をポリポリ食べる。そんな習慣のある人は、年を取ってもボケない可能性が高そうだ。

体に良いとされる地中海食や、米国発のアルツハイマー型認知症予防食「マインド食」では、ナッツ類を食べることが推奨されている。どちらかというと、日本人にはあまりなじみがない食習慣だが、積極的に真似してみたいものだ。

ひと言でナッツ類といっても、さまざまな種類があり、含まれている有効成分は異なる。認知症予防を第一に考えるのなら、クルミをよく食べるのがおすすめだ。

クルミには体内でつくれないオメガ3という脂肪酸の一種、リノレン酸がナッツ類で最も多く含まれている。厚生労働省によると、オメガ3の1日の目標摂取量は男性2100㎎以上、女性は1800㎎以上。クルミはたったひとつかみ食べるだけで、

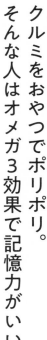

2500mg以上ものリノレン酸を摂取できる。

リノレン酸は認知機能改善効果が非常に高い。ニューヨークで行われた研究によると、マウスにクルミを加えたエサを与えると、学習能力や記憶力が改善した。魚に含まれているDHAと同じように、脳内の神経伝達をスムーズにして、認知機能を高めるのだと考えられている。

クルミはカロリーが高いことを気にする人がいるかもしれないが、食べ過ぎない限り問題はない。糖質が10%程度しか含まれていないので、少々食べたからといって、太ってしまう恐れはあまりないからだ。

ナッツ類ではほかに、不飽和脂肪酸のパルミトレイン酸が豊富なマカダミアナッツも常備しておきたい。パルミトレイン酸には脳の血管の栄養障害を予防する働きがあるので、認知機能維持に効果がありそうだ。

また、アーモンドには不飽和脂肪酸の一種で、コレステロールを下げる効果があるオレイン酸が多い。ナッツ類のなかでは食物繊維も豊富なので、腸内環境を整える効果も得られるだろう。

同じチョコでも、ほろ苦いチョコは、認知機能を改善する物質の宝庫

食べ過ぎなければ、おやつも心と体の栄養になる。中年以降、とくにおすすめしたいのが、じつはボケない人がよく食べているチョコレートだ。

チョコレートといっても、甘いミルクチョコなどにはボケ予防効果はあまりない。ぜひ、毎日のおやつにしたいのは、カカオ70％、あるいは85％といった味わいの高カカオチョコレートだ。

高カカオチョコレートにはポリフェノールの一種、カカオポリフェノールがたっぷり含まれている。赤ワインと同じ重さで比較すると、ポリフェノールの含有量は4倍以上も多い。抗酸化作用を効かせるには絶好の食品なのだ。

ノルウェーと英国の共同研究によると、チョコレートを1日10g以上摂取すると、高齢者の認知機能テストの成績が改善したという。こういった効果は、カカオが多く

含まれているほど高くなりそうだ。

高カカオチョコレートには、認知症の危険因子のひとつである高血圧を防ぐ働きもある。この有効性は菓子メーカーの明治と愛知学院大学、愛知県蒲郡市による産学官の共同研究によって明らかになった。

研究では45~69歳の347人に高カカオチョコレートを4週間、毎日食べてもらった。その結果、実験前よりも最高血圧の平均値が2・6㎜Hg、最低血圧が1・9㎜Hgも低下。しかも効果は、高血圧の人のほうが正常血圧の人よりも大きかったという。

これもカカオポリフェノール効果で、高い抗酸化作用により、血管が広がって血流が良くなったと考えられている。ただ、チョコレートを毎日食べるとなると、気になるのは体重増ではないか。しかし、この点は安心していい。実験では毎日25g食べてもらったが、うれしいことに参加者の体重は増えなかった。

カカオポリフェノールは非常に有効だが、残念ながら摂取したものを体内に蓄積することはできない。効き目のピークは摂取してから2時間後。この性質から、1日数回に分けて食べるのがいいだろう。

色の濃い野菜を食べる人は体が酸化しにくくボケにくい

色の濃い野菜が健康に好影響を与えるのはいうまでもない。体の健康状態だけではなく、脳の認知機能もキープしてくれる。緑黄色野菜を毎日たっぷり食べる習慣は、ボケ予防にもつながるのだ。

健康に導いてくれるのは、ポリフェノールやカロテノイド、ビタミンC、ビタミンEといった抗酸化作用の高い物質。米国ジョンズホプキンス大学の研究によると、ビタミンEとCをいっしょに摂取し続ける食習慣があると、アルツハイマー型認知症になりにくいという結果が出た。

これら抗酸化作用の高い物質は、体に悪影響を与える活性酸素の解毒剤といえる。体内に取り入れる酸素の約2割を消費するのが脳。老化を進行させる酸化から守るには、緑黄色野菜が必要なのだ。毎日、欠かさず食べるようにしよう。

ボケない人は毎日欠かさず納豆を食べる

納豆は健康効果が高く、シニア世代には一層有効だ。よく食べる人は、納豆ならではの「血液サラサラ効果」で血栓ができにくい。血管が正常に保たれると、脳に酸素や栄養がたっぷり送り込まれるので、認知機能も長くキープできそうだ。

大豆に含まれている有効成分、レシチンの働きもすごい。脳の神経伝達物質の材料となり、脳内のネットワークを強化してくれる。

女性ホルモンと構造が似ているポリフェノールの一種、イソフラボンの働きも特筆される。国立長寿医療研究センターの研究によると、女性が豆類やイソフラボンを多く摂取した場合、10年後に認知機能が低下するリスクが半分程度に下がったという。

脳に効く多彩な成分が豊富な納豆。いつまでもボケないために、毎日でも食べる習慣をつけたいものだ。

「発酵食品＋食物繊維」のミックスメニューが脳の健康をキープする！

家で食べるごはんには、自家製のぬか漬けが欠かせない。こういった人は、自分では意識することなく、年を取ってもボケにくい食生活をおくっている。

ぬか漬けは、とても手軽な「発酵＋食物繊維」食。発酵食品に含まれる乳酸菌などの微生物が、いっしょに腸に送られる食物繊維をエサにして増える。腸内環境を整えるため、とても有効なタイプの発酵食品といえる。

じつは腸と脳には深い関係があり、腸内環境が悪化すると、脳内でアルツハイマー型認知症の原因となるアミロイドβが増えるという仕組みがわかってきた。予防するには、発酵食品と食物繊維を摂取し、腸内環境を整えることが大切なのだ。

ぬか漬けやキムチは、それだけで立派な「発酵＋食物繊維」食。ほかにはヨーグルトに果物を加える、野菜に味噌をつける、といった食べ方も有効だ。

1日3食きちんと食べる人が認知症になりにくい理由は？

食事は1日3食、規則正しく食べるのが健康にいいというのは常識だ。同じことは認知機能についてもいえる。1日3食を習慣にしている人は、2食しか食べない人よりもボケにくい可能性があるのだ。

逆にいえば、食事の回数が少ないとボケやすい。食事の間隔が開くと、そのときの血糖値が下がり過ぎる傾向がある。こうして大きく時間を空けてから次の食事をとると、今度は血糖値が急激に上昇しやすい。そして、また食間の時間が長くなるので、血糖値はぐっと下がってしまう。

こういった血糖の急激な上昇・下降は体の負担が大きく、血糖値を下げるインスリンの分泌もうまくいかなくなり、糖尿病を発症する原因になる。糖尿病は認知症の大きなリスクのひとつ。やはり1日3食、きちんと食べるようにしよう。

偏りなく食べるのは脳にも大切。それにしても、ボケるリスクが44％も低いとは！

好き嫌いの激しい偏食の高齢者は、健康状態も認知機能もあまり良くないのではないか。健康寿命を伸ばし、ボケないで人生をまっとうするには、バランスの良い食事を取ることが欠かせないからだ。

国立長寿医療研究センターが愛知県で行った研究を見てみよう。普段摂取している食品の多様性によってグループ分けし、10年にわたって追跡調査をした。その結果、最もいろいろな食品を食べているグループは、最も食品の数が少ないグループと比べて、認知機能が低下するリスクは44％も低いことがわかった。

食品の数を多くするため、朝食は抜かないで1日3食にし、外食では丼物や麺類ではなく定食を選ぶ、といった基本的な対策を実行しよう。健康に効くとされるものを食べるのはもちろんいいが、偏りがないようにいろいろな料理を選ぶのが大切だ。

第3章

ボケない人の楽しみ方の習慣、ぜんぶ集めました。

1日1分の音読、
思わず泣ける映画鑑賞、
編み物、家庭菜園、麻雀など、
いつまでもボケない人の
楽しい趣味が大集合！

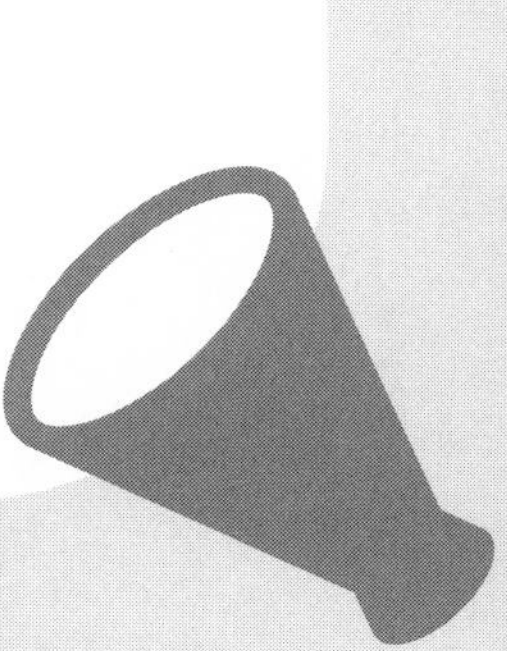

ボケない人は読書が大好き。サスペンスやホラーなら脳が一層活性化！

読書が趣味の人は知的好奇心が旺盛で、年を取ってもボケにくそうだ。実際、そのイメージは間違っていない。

ニューヨークに暮らす75歳以上の469人を対象に行われた研究がある。5年間の追跡調査をしたところ、研究対象の124人が認知症を発症していたことがわかった。それらの対象者の余暇を調査したところ、本や新聞、雑誌をよく読む人は、そうではない人と比べて、認知症になるリスクが約3分の2に抑えられていた。読書とボケやすさには明らかな因果関係があるわけだ。

読書はひとりで手軽にできる、代表的なボケ予防方法。ストーリーを覚えながら読み、登場人物の名前と行動も頭に入れなくてはいけない。記憶力のトレーニングにはもってこいの趣味といえる。これからの話の展開がどうなるのかと、最後までワクワクしっぱなしなのも良いところだ。

ボケ予防という面からいえば、ハラハラ、ドキドキが連続するミステリーやサスペンス、ホラーなどがとくにおすすめだ。

本を読んで感情が揺さぶられるときには、不安や恐怖、怒りといったネガティブな感情に関連する脳の扁桃体に血液が集まってくる。この扁桃体のすぐ隣にあるのが、記憶をつかさどる海馬。扁桃体の変化は隣の海馬にも伝わりやすく、やはり血流が良くなって活性化することが期待できるのだ。

読書といえば、近年、パソコンやタブレットなどで電子書籍を読む人も増えてきた。保管しておく必要がないので、ものを増やしたくない人にはとても便利だが、脳への刺激の多彩さという点では紙の本に軍配が上がる。

手に持ったときの重さ、紙独特の微妙な手触りや質感、色合いの違い、本を開いたときに漂ってくるほのかなにおい、本棚に並べたときに得られる満足感。紙の本には電子書籍にはないさまざまな情報があり、それらすべてが脳を刺激する。できれば、紙の本を読むのがいいだろう。

たった1分間、音読するだけで、脳の血流が飛躍的に増す！

脳の血流が良くなり、ボケ予防に大きな効果を上げる読書。その効果をよく理解する人は、脳をより一層活性化させようと、一歩進めた読書の仕方を試みる。小学校の国語の授業でよく行った「音読」を取り入れるのだ。

一般的な本の読み方は「黙読」。声を出さないで文字を追い、内容を頭に入れる読書の仕方だ。いちいち声に出す音読と比べて、ずっと早く読むことができる。では、どうしてわざわざ音読をするのか。

黙読でも、脳を活性化させる効果は十分得られる。ただし、刺激される脳の範囲は、音読をするときほど広くはない。

文字を目で追うまでは、黙読も音読も同じ。ここからあとの作業に、音読ならではの大きなメリットがある。声を出すときには、口や舌、声帯を動かすという黙読にはない作業が必要だ。さらに、読み上げる自分の声を耳で聞き、理解するという別の作業も加わる。

音読をすると、黙読では刺激されない脳の運動系や聴覚系も活性化する。しかも、文字を目で追う、声に出して読む、その声を聞く、聞いたことを理解するという、流れるような作業がほとんど同時に行われる。脳が刺激される範囲と強さは、黙読の比ではない。

ぜひ毎日、音読をする習慣をつけたいものだ。何も読書をする間、ずっと声に出して読む必要はない。さすがに、それでは疲れてしまうだろう。

その日、読書をするうちの最初の1分間。この短い間を音読の時間と決めておくといい。たった1分間でも、集中して行うことにより、脳に流れる血流はぐっと増えて活性化につながるはずだ。

音読をするときには、大きな声で読んで耳にはっきり届かせる、口を大きく動かして表情筋も刺激する、といったことに注意したい。慣れてきたら読むスピードを速めてみよう。さらに脳の受ける刺激が増し、効果的なトレーニングになる。

園芸やガーデニングには、脳が活性化する要素がいっぱい！

庭いじりや家庭菜園、プランターでの花や野菜づくりが好きな人はボケにくい、という意外な事実を知っているだろうか。

じつは認知症予防やうつ病改善などに有効なことが知られており、介護の現場では「園芸療法」という名で取り入れられている。

東京農業大学と金沢大学が園芸療法の共同研究を行い、脳梗塞で脳にダメージを負った人に、花の香りをかいでもらったり、花を見てもらったりしたところ、機能が低下していた脳細胞が活性化した。花を愛でる行為自体が、脳に強く働きかけ、血流を促進させたのだろう。

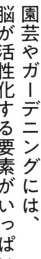

また、兵庫県立大学の研究報告では、種をまくという作業だけでも、脳の血流が活発になったという。

小さな種をつまんで土にまくとき、その細かい作業を正確に実行できているのかどうか、目でしっかり確かめなければならない。種と種の間隔や、土をどれほどかぶせるかなど、ほかにも考えながら行うことは多い。こうした複数の刺激を強く受けて、脳が活性化するのではないかと考えられている。

園芸を楽しむと、さまざまな面から脳が刺激される。芽が出て本葉が開き、すくすく伸びていき、やがてつぼみができて花が開き、種類によっては食べておいしい実が成る。こうした命の成長を観察するのは楽しいものだ。

土づくりから種まき、水やり、草取り、追肥、必要なら受粉や摘果など、やるべき作業が非常に多く、今日は何をしようかと考え続けなければいけない。

楽しいながらもけっこうな重労働で、筋力が鍛えられ、脳の運動野もフル回転する。太陽光線を浴びることで、夜になると睡眠ホルモンのメラトニンの分泌が促され、快眠につながるのもうれしいごほうびだ。

兵庫県立大学によると、園芸はいつも新しい変化に対応する必要があり、「飽きのこない脳トレ」だという。確かにその通りで、とてもすぐれたボケ予防方法だ。

編み物をするとボケないのは、脳がフル回転する複雑な作業だから

手先を使う人はボケない、と昔からよくいわれる。なかでも脳の働きを良くするのは、力任せではなく、指を繊細に動かす作業。そうした動きを必要とする趣味の代表が、最近は男性にも愛好家が増えてきた編み物だ。

体を動かすときに活性化する脳の運動野は、指や手の動きと強く連動して働く。編み物は手先の器用さが求められる作業で、複雑な動きや力の微妙な入れ具合が重要となる。このため、かぎ針や棒針を動かしているうちに、自然と運動野の血流が良くなり、脳に好影響を与えるわけだ。

つくっているうちに、形がだんだん見えてくるのも、編み物の面白さ。単なる手先の作業ではなく、楽しい作品づくりなので、脳は一層良い刺激を受けて活性化する。これからの趣味として、ぜひ候補に入れておきたいものだ。

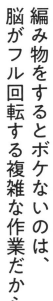

絵を描くのが趣味の人は、軽度認知障害のリスクが7割以上も下がる！

繊細な手先の動きが必要な趣味といえば、絵画に代表されるアートもそのひとつ。やはり認知症予防に大きく貢献することが、米国で85歳以上の256人を対象とした研究で明らかになった。

この研究では、ただのもの忘れと認知症の中間にある「軽度認知障害（MCI）」に重点をおいて調査。対象者のうち、絵画や彫刻などの芸術を趣味としていた人は、そうでない人と比べて、MCIになるリスクが73％も低かった。これは陶芸や手芸が趣味の人のリスクよりも低く、手先を使った一層創造的な作業がボケ予防により有効なことを示したといえる。

独学ではじめてもいいが、絵画教室などに通うと、講師や生徒との交流も刺激になって、さらに脳は活性化するだろう。

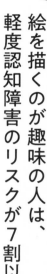

思い出がよみがえって幸せな気分に。カラオケには脳の若返り効果あり！

ボケの予防に加えて、健康寿命を伸ばす効果も大。カラオケが大好きな人は、人生を長く楽しめる可能性が高い。

認知症の症状を改善させる方法として、「音楽療法」というものがある。音楽を使って、脳に好ましい刺激を与えたり、血圧に良い影響を及ぼしたり、痛みをやわらげたりする方法だ。

音楽療法については、さまざまな研究が行われている。一例をあげると、三重大学の研究では、音楽に合わせて体を動かしたあとには認知機能検査の結果が改善すると報告されている。

音楽を楽しむため、最も手軽に行えるのがカラオケだ。口を大きく開けて、表情筋を動かすことによって、脳が刺激を受けて活性化される。楽しさを感じることから、

「幸せホルモン」のセロトニンが分泌され、脳内で働いて日ごろのストレスが発散される効果も大きい。

ボケを防ぐという点からは、歌うときにはできるだけ歌詞を見ないほうがいい。歌詞を思い出しながら歌うと、加齢とともに衰えやすい思い出す力を一層強化することができる。

歌の選び方については、意外なことに、若いときに流行った曲のほうが脳をより強く刺激するので試してほしい。

昔のヒット曲が耳から飛び込んでくると、ノスタルジックな気分になって、当時の記憶や社会の出来事がよみがえる。自分で歌うとなおさらで、まるで若いころにタイムスリップしたかのような感覚を覚えるはずだ。このとき、感情と強く関係する脳の前頭前野、記憶をつかさどる海馬などが激しく揺さぶられている。

カラオケは呼吸に必要な筋肉のトレーニングになるほか、のどの筋肉が鍛えられることから誤嚥性肺炎の予防にもなる。心や体、脳の健康維持にメリット大のカラオケ。仲間といっしょに、あるいはひとりでも気軽に楽しみたいものだ。

脳を駆使する「ながら作業」、楽器演奏が好きな人はボケない

音楽は好きだが、歌うのが苦手といった理由から、カラオケを好まない人がいる。そういった場合、楽器の演奏をおすすめする。70代、80代になっても、新しい曲の演奏に挑戦する人は、脳の神経回路が強く保たれているはずだ。

楽器の演奏は、とても高度な作業だ。弦楽器の場合、片方の手の指で弦を押さえ、もう片方の手の指で弦を弾く。ピアノやハーモニカ、リコーダーなども左右の手で違う動きが求められる。トランペットなどの管楽器は、腹式呼吸によって大きく息を吐かなければいけない。

楽譜を目で追いながら、体を使って演奏し、音を耳で聴く。典型的な「ながら作業」なのも、楽器の演奏がボケ予防に有効な理由だ。あまり楽器になじみがない人は、手軽なハーモニカやオカリナあたりからはじめてはどうだろう。

社交ダンスを楽しんでいるシニアはボケる可能性がぐっと低下する！

異性の手を取って体を寄せ合い、ステップを華麗に踏む社交ダンス。その愛好家は年を取ってもイキイキして、認知能力の低下には無縁かもしれない。

社交ダンスと認知症抑制の関連性については、じつは以前から注目の的。米国の有名な研究では、社交ダンスをしている人は、何もしていない人と比べて、認知症発症リスクが4分の1に抑えられると報告されている。

社交ダンスのステップは複雑で、なめらかな表現の仕方も意識しなければいけない。健康効果の高い有酸素運動でもあり、とくに下半身が強化されて、認知症につながるフレイル（虚弱）を防げる。異性との接触も重要ポイントで、心の若々しさにつながるはずだ。ほかに中高年に人気のフラダンスなども、美しい衣装を身につける満足感も加わって、ボケ予防に効果がある。

視空間認知能力が高い！生け花をたしなむ人は車庫入れも上手

高齢者が乗っている車は、後ろ側にキズやでこぼこがあることが少なくない。視覚情報から空間のイメージをつかむ「視空間認知能力」が衰えて、バックでの車庫入れにたびたび失敗してしまうのが原因だ。

とはいえ、高齢者にも車庫入れの上手な人はいる。とくに、若いころから生け花が趣味の人だったら、まったく苦にしないでこなすかもしれない。

視空間認知能力をキープするには、モノを上手に配置するトレーニングが欠かせない。生け花はその目的にぴったり合う趣味なのだ。花器の上に広がる限られた空間に、枝や花などをバランス良く配置し、美しく見せようとするのが生け花。まさに、目から入った情報を使って、空間構成をする作業が求められる。長年、花を生けている人は、視空間認知能力が高いはず。楽しみながら、脳を活性化させてみよう。

クロスワードが得意な人は、脳のワーキングメモリ機能が衰えない

探し物をはじめたとき、電話がかかってきた。2～3分話してから電話を切り、さあ続けようと思ったら、何を探そうとしていたのか忘れてしまった……。

こういった単純なもの忘れは、脳内に一時的に記憶をとどめておくワーキングメモリの働きが衰えることによって起こる。加齢によって低下しやすい機能だが、あなたがパズルの愛好家なら、将来、もの忘れで悩まされなくても済みそうだ。

ワーキングメモリがとくに鍛えられるのはクロスワードパズルだ。知っている言葉から、マスに入る候補をいったん選び出し、それがタテ・ヨコの両方のヒントに合うかどうかをチェック。こうした過程のなかで、思い出す機能、いったん覚えておく機能が鍛えられる。ほかには、タテ・ヨコのマスに重複しないように数字を置いていく「ナンプレ（ナンバープレート）」というパズルももの忘れを予防するのに効果的だ。

脳を最も活性化させるゲーム、麻雀好きのシニアはボケ知らず！

近年、シニアの間で麻雀の人気が高いという。ただの趣味としての楽しみではなく、ボケ予防の意味もあって注目されているようだ。

しかし、麻雀はイメージが少々悪いのでは……こう思う人もいるのではないか。確かに、以前は賭けごととしての印象が強かったことは否めない。

けれども、いまのシニアが楽しむ麻雀は、随分雰囲気が違う。「賭けない、（酒を）飲まない、（タバコを）吸わない」を合言葉に、地域の社会福祉協議会などが頭脳ゲームとしての健康麻雀教室を主催しており、参加者たちは牌をつまみながら脳を活性化させている。

じつは、麻雀ほど脳に効くゲームもそうはない。ルールはちょっと複雑で、独特の字や絵柄が描かれた牌の名前、アガリに必要な「役」の組み合わせ方、点数の数え方などをまず覚える必要がある。それだけでも、頭をかなり使う。

アガリを目指すには、最初に配られた牌の並びを見て、最終形を想像する力も求められる。役づくりに必要な牌はあと何枚ありそうなのか、相手がどういった役をつくろうとしているのか、といった洞察力も必要だ。

また、ただアガリを目指せばいいという単純なゲームではない。大差をつけているときは守りに重点を置き、引き離されて終盤を迎えたときは高得点を狙うなど、局面によって打ち方を変える必要もある。

手先を使うのも麻雀のメリットだ。小さな牌をつまんで、まわりに見えないように自分の前まで持ってきて、手牌に加えて整理する。かなり繊細な作業なので、これだけでも脳が刺激される要因になる。

対戦型というゲームの性格も、脳に好影響を与える大きな要素といえる。相手と交流し、コミュニケーションを取ることで脳が活性化するからだ。

頭と手先をよく使い、人と交流もできる。シニアがはじめる趣味として、麻雀はとてもおすすめだ。

将棋や麻雀で負けるのが嫌なシニアは、アプリで気軽に対戦している

麻雀や将棋、囲碁、チェス、オセロなど、対戦型のゲームはボケ予防にすこぶる有効だ。年を取っても元気をキープするために、いまからルールをしっかり覚えておきたいものだ。

ただし、こういった対戦型のゲームには勝ち負けがつきもの。なかなか勝てない場合、プライドを傷つけられたような気にもなって、だんだんゲームの場から離れていく人がいるかもしれない。

たとえボケ予防が第一目的だとしても、負け続けるのはイヤなものだ。そこで、そういった人はゲームアプリを使って、パソコンやスマホで遊ぶ方法がある。相手は人間ではないのでコミュニケーションは取れないが、それでも脳を刺激することは十分できる。負けず嫌いは試してみるといいだろう。

「趣味は俳句」という人がボケないのには確かな理由があった！

書く習慣は、ボケを予防するのに非常に有効だ。とくにパソコンやスマホではなく、ペンや鉛筆で書くと、文字を思い出す力なども鍛えられて、一層ボケにくくなる。

ただ思いつくままに文章や日記を書くのもいいが、さらに認知機能を高める効果を得たいのなら、俳句を趣味にするといい。長年、俳句づくりを趣味にしている人は発想力が高く、若々しい感性もキープしていることだろう。

俳句には「五七五」という縛りのもと、季語も加えなければならないというルールがある。この制限があるからこそ、言葉の並びを試行錯誤する間、脳の血流が増えて活性化が止まらない。俳句づくりのヒントとして、季節を感じるために外出が多くなるのも、ボケ予防に有効な点だ。一歩進んで句会に参加すれば、人前で自作を披露することで、さらに脳は強く刺激される。

博物館や美術館めぐりを楽しむと、知的好奇心が刺激され脳が活性化する！

年を取っても知的好奇心が旺盛な人は、博物館や美術館などのミュージアムめぐりが好きなことが多い。

博物館とひとことでいっても、歴史系や科学系、生物系、地質系など、さまざまなジャンルがある。基礎知識があまりない分野の博物館を訪ねても、珍しい展示物や工夫された展示の仕方に触れると、自分でも意外なほどワクワクするものだ。美術館も同様で、くわしくない作家の作品でも、本物の芸術を目の当たりにすれば、思った以上に満足できる。

こうした未知の展示物や作品を見る間、知的好奇心は強烈に刺激される。脳を活性化するのに極めて有効な余暇の過ごし方だ。月1回程度、ミュージアム訪問をメインにした日帰り旅行をするのもいいかもしれない。

旅行に出かけると、見るもの聞くもののすべてが脳を刺激する！

年を取って出不精になり、家に閉じこもってしまうと、いいことは何ひとつない。元気に過ごしている人は、日ごろから積極的に外出するのに加えて、ときには旅行も楽しんでいるのではないか。

美しい風景に心奪われ、歴史の刻まれた建築物に驚き、おいしい郷土料理に舌鼓を打つ。非日常の連続となる旅行は、脳の神経回路を強化するのに絶好の趣味だ。日帰りでも十分に楽しめるだろうが、温泉宿などに宿泊すると、満足感はさらに高まる。旅行中は活動的になり、歩くことが増えるのもメリットだ。

旅行の計画については、同行者のプランにつき従うのではなく、できれば主体的に考えたいものだ。こうした計画づくりの段階でも、情報を処理する作業で頭を使う。自分で計画すると、現地を訪ねたときの感動も大きいはずだ。

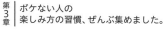

ボケない人は泣ける映画や小説が好き。心が揺さぶられてストレスが消えていく

認知症になると、何だか表情が乏しくなり、元気がなくなっていく。一方、体も脳も健康な人はよく笑い、ときには感動の涙を流すものだ。

ストレス解消という点に注目し、「笑い」と「泣き」との有効性を調べた研究がある。笑いのほうが有効だと思う人が多いかもしれないが、実際にはお笑い芸人のネタを見て笑ったあとよりも、映画『ＡＬＷＡＹＳ三丁目の夕日』を見て涙を流したあとのほうがストレス解消効果は大きかった。泣くと副交感神経が優位になって、よりリラックスするからではないかと考えられている。

強いストレスは脳内の血流を悪くし、脳の萎縮を促す原因になる。過度なストレスを感じたら、泣ける映画やドラマを観たり、涙腺が崩壊しそうな小説を読んだりしてみてはどうか。涙がポロリと落ちるとともに、ため込んだストレスが消えていく。

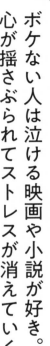

第4章

ボケない人の**病気予防の習慣、**ぜんぶ集めました。

認知症と強く関連するのが
高血圧や糖尿病など
中年以降に増える生活習慣病。
塩分や早食いに注意すれば、
ボケのリスクも下がりそう！

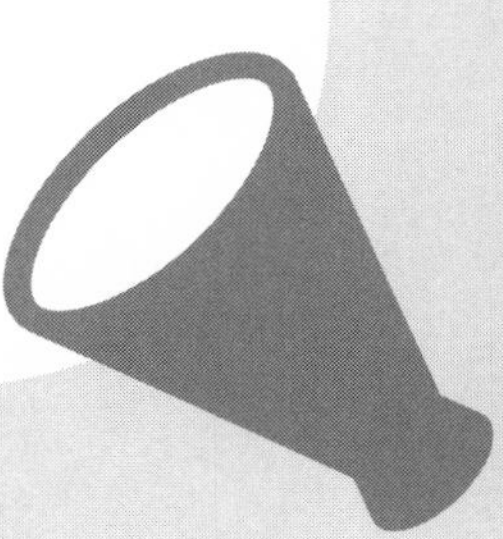

認知症リスクが10倍以上に！ボケにつながる高血圧を予防する

将来、認知症になりやすいのか、そうでもないのか。ひとつの目安になりそうなのが、味の嗜好かもしれない。

濃い味つけの料理が好きで、ラーメンならスープを飲み干さずにはいられない人の場合、思ったよりも早い時点で認知症の症状が現れる可能性がある。その逆に、あっさりした味つけを好み、ラーメンのスープを必ず残す人はボケにくそうだ。

味の濃い料理には、塩分がたっぷり含まれている。なぜ、塩分を必要以上にとると体に悪影響を及ぼし、認知症の原因にもなってしまうのか。それはやはり、代表的な生活習慣病である高血圧を起こすからだ。

塩分を過剰に摂取すると、血液中の塩分濃度が上昇する。この状態は体に良くないので、血管内の水分を増やすことで、塩分濃度を薄めようとする仕組みになっている。

当然、水分量とともに血液量が増えて、血管にかかる圧力が高くなる。つまり、血圧が上がってしまうのだ。

血圧の高い状態が続くと、血管に負担がかかり、動脈硬化を進行させる。最終的に心筋梗塞や脳梗塞の原因になることはよく知られているが、それだけではない。血圧が高い人ほど、認知症のリスクも高まっていく。

九州大学が福岡県久山町で継続している「久山町研究」という有名な調査がある。認知症のない65歳以上の町民668人を17年間追跡調査し、脳血管性認知症とアルツハイマー型認知症のリスクを探った。

その結果、高血圧の人は正常血圧の人と比べて、脳血管性認知症の発症頻度が約4・5倍から10倍も高いことが明らかになった。しかも、高齢になってから高血圧を発症した人よりも、中年期から血圧が高かった人のほうが認知症を発症するリスクが高いこともわかった。

血圧を下げるように努力するのは早いほどいい。とにかく、日ごろの食生活で減塩を心がけるようにしよう。

塩を天然塩に替えると2割の減塩！
血圧が上がりにくくボケにくい

高血圧を防ぐには、何よりも塩分の摂取を抑えなければいけない。塩分を減らす代わりにだしを効かせる、香辛料でメリハリをつける、麺類のスープは残す、塩分排出を促すためカリウムの多い野菜を多く食べる、といった工夫が必要だ。

加えて、健康意識の高い人が家庭で行っている調理方法も参考にしよう。海水を天日干し、あるいは釜で煮詰めてつくる自然塩を使うのだ。

一般的な精製塩は99％以上が塩化ナトリウムで、ほぼ塩の固まりといっていい。一方、自然塩は約8割の塩化ナトリウムに加えて、塩化マグネシウムや硫酸マグネシウムなども多く含まれている。このため、同じレシピで調理すると、精製塩を自然塩に変えるだけで約2割の減塩になるのだ。自然塩の味わいはまろやかで、尖った塩辛さがないのもいいところ。ぜひ、血圧を上げにくい自然塩を使ってみよう。

塩はふらずにスプレーで噴霧。こうすればぐっと減塩できる

厚生労働省が提唱する塩分摂取の目標量は、成人男性が1日7・5g未満で、女性が6・5g未満。これに対して、実際には10g前後も摂取している。よくいわれるように、日本人は塩分をとり過ぎているのだ。

日々の暮らしで減塩が必要なのは明らか。しかし、塩気が薄いと物足りなさを感じる人は多い。そこで、減塩に成功している人が行っている裏ワザを紹介しよう。日本で古くから使われてきた調味料「水塩」を利用するのだ。

水塩とは塩分を含んだ水のこと。塩分濃度は30%程度が使いやすいだろう。100㎖の水に30gの塩を加えて溶かし、これをスプレー式の調味料専用容器に入れて使う。焼く前の魚や肉、ゆで卵やトマトなどにプシュッとかけるだけ。表面にまんべんなく塩気がつくので、塩分が少なくても満足できるはずだ。

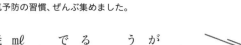

ときどき、ゆっくり深呼吸。交感神経が切り替わって血圧が下がる

ストレスがたまってイライラしたときなど、深呼吸をすると、何だかちょっと楽になったような気がしないだろうか。

深呼吸にはさまざまな効果があるので、ときどき、意識して行うようにしたい。ゆっくり息を吸って吐くうちに血圧が少し下がり、動脈硬化の進行や認知機能の低下を抑えることができるかもしれない。

人間の体は自律神経が働くことによって、無意識のうちにコントロールされている。活発に動くときに優位になるのは交感神経。その働きによって、心臓の働きが促され、血流が良くなって活動しやすくなる。

一方、リラックスしていたり、眠ったりしているときには、副交感神経が優位になる。交感神経が活発になっているときとは逆に、心臓の働きが抑えられ、血流が少な

くなって、心身ともに落ち着いた状態をキープする。

血圧については、交感神経が優位になると高く、副交感神経に切り替わると下がっていく。普段から血圧が高めの人は、交感神経が優位になっている状態のほうが多いものだ。

この体の仕組みから、血圧を下げたいのなら、自律神経をコントロールし、副交感神経が優位な状態を意図的につくればいいということになる。そこで、積極的に行いたいのが深呼吸。呼吸は唯一、意識して自律神経をコントロールできる方法なのだ。

深い呼吸をゆっくり繰り返すと副交感神経が優位になり、浅くて速い呼吸を続けると交感神経が活発化する。このシンプルな体のメカニズムを覚えておきたい。

ストレスの多い日中には、ときどき、ゆっくり深呼吸をしてみるといい。自律神経が交感神経から副交感神経に切り替わり、心身ともに落ち着いた状態になっていく。心臓は過剰な拍動をやめ、血流が穏やかになり、血圧も下がっていくはずだ。

仕事や作業の合間などに深呼吸を試して、ストレスや血圧をコントロールしてみてはどうだろう。

デスクワーク中にときどき立ち上がる人は、生活習慣病にも認知症にもなりにくい

座ることの多い生活は、ひどく体に悪い。オーストラリアの研究によると、1日11時間座っている人は、4時間未満の人と比べて、死亡リスクが40％も高いという。動かないと脳の血流も悪くなるので、認知症のリスクも高まってしまう。

認知機能の低下を防ぐには、座ったままの生活からサヨナラするのが大切だ。心がけたいのは、ちょこちょこ動くこと。ボケ知らずの高齢者のなかには、テレビを観ているとき、CMの時間になると立ち上がってお茶をいれるなど、何か用事をする人がいる。こうした習慣づけを、デスクワーク中心の人も意識しておきたい。

できれば30分に1回程度、用はなくても椅子から立ち上がるように心がけよう。トイレに行ったり、お茶やコーヒーのおかわりをしたり、机のまわりをちょっとだけ歩いたりと、何でもいいから少しでも動くことが大事だ。

メタボを防ぐ「腹八分目」は、ボケないためにもとても有効

「腹八分目」の食事を心がけているシニアの人は、内臓脂肪が少なく生活習慣病になりにくい。加えて、認知機能も衰えにくいものだ。

アカゲザルにカロリーを通常よりも30％抑えたエサを与えて、健康状態や学習機能にどう影響するのかを調べた米国の研究がある。20年以上にわたる調査の結果、カロリー制限をしたサルは死亡率が低く、脳の認知機能も保たれることがわかった。

また、ニューヨークの高齢者を対象に、摂取カロリーとアルツハイマー型認知症の発症率の関係を調べた研究では、最も摂取カロリーが高かったグループは、最も低かったグループと比べて、認知症リスクが1・5倍高かった。

食べ過ぎるとメタボになりやすいだけではなく、脳にも悪影響を及ぼすのだ。人生を長く楽しむためには、満腹になるまで食べないのが賢明だ。

「やせ」よりも「小太り」のほうがずっとボケにくい！

ちょっとでも適正体重をオーバーすると、すぐにダイエットに励もうとする人がいる。しかし、それでは見た目こそ健康的に見えるだろうが、健康長寿の人生を歩むとは難しく、しかも早くボケてしまうかもしれない。

じつはちょっと太り気味のほうが、年を取ったときに健康をキープできて、認知機能も衰えにくいようだ。

英国の40歳以上の約２００万人を対象に、過去20年の医療記録をからめて検証したところ、やせている人の15年後の認知症発症率は、適正体重の人よりも34％も高いという意外な結果になった。

これに対して、太めになると認知症リスクが低下し、肥満に分類される体重の人の場合、適性体重の人よりも認知症発症率が29％も低かった。

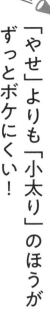

ただ、これは英国人を対象にした研究。日本人は欧米人よりも肥満の悪影響を受けやすく、高血圧や糖尿病などのリスクが高くなるので、太っているほうがボケにくいとストレートに受け取らないほうがいいだろう。

とはいえ、近年になって、適正体重を保てば健康を維持しやすい、という考え方は揺らいできている。

厚生労働省が40代以上の約35万人を10年以上にわたって追跡調査したところ、最も健康で死亡率が低かったのは、男性では肥満の範囲内（身長１７０cmなら体重72～78kg）、女性は適正体重の範囲内の上限近辺（身長１６０cmなら体重59～64kg）のグループだったのだ。

スラッとしている人よりも、やや小太りの人のほうが、中年以降は健康を保てるということになる。脳の働きにも同様の関連性があると考えると、やはり若干体重が多めの人のほうがボケにくい可能性が高い。

メタボは避けるべきだが、必要のないダイエットはしないほうがまし。残り半分近くの人生は、ぽっちゃり気味で過ごしても良さそうだ。

血糖値の急上昇を防げる人は、糖尿病にも認知症にもならない！

食事のとき、ごはんよりも野菜や肉を先に食べる「ベジファースト」「ミートファースト」が習慣になっている人は、年を取ってもボケにくい。これは高血糖と認知症との強い関連性による。

いきなりごはんなどの糖質をたくさん食べると、血糖値が急上昇してしまう。野菜を先に口にするベジファーストの場合、食物繊維の効果によって、糖質の吸収がゆるやかになって、血糖値は急激に上昇しない。肉を先に食べるミートファーストなら、血糖値の急上昇を抑えるホルモンの分泌が促される。いずれの食べ進め方も、血糖値をコントロールするのに有効だ。

血糖値が急上昇すると、血管にかかる負担が大きくなる。そこで、膵臓がインスリンを分泌し、その働きによって血糖値は低下する。こうした血糖値の急激な変動を放置していると、糖尿病を発症しやすくなってしまう。

糖尿病になると、高血糖の状態が長く続くので、血管がダメージを受けやすくなり、当然、脳血管性認知症のリスクは高まっていく。さらに見逃せないのは、脳にたまってアルツハイマー型認知症を引き起こすアミロイドβが増えてしまうことだ。

インスリンはインスリン分解酵素という物質によって分解される。このインスリン分解酵素はインスリンだけではなく、じつはアミロイドβを分解するという重要な仕事も担っている。

しかし、高血糖の状態のもとでは、インスリンを分解するのが最優先のミッションとなる。このため、アミロイドβの分解がおろそかになって、脳にたまりやすくなってしまうのだ。こうした状態が繰り返されると、アルツハイマー型認知症の発症リスクもどんどん高まっていく。

福岡県久山町の大規模調査「久山町研究」では、糖尿病になると認知症発症リスクが約2倍に高まると報告されている。血糖値の急上昇を抑えるため、ベジファーストやミートファーストを心がけ、ごはんや麺類の食べ過ぎは控えるようにしよう。

ごはんはネバネバ食品といっしょに食べて、血糖値をコントロールする

納豆はネバネバして食べにくいから苦手。オクラのネバネバも何だか気持ち悪い。こういった人は10年後、あるいは20年後、認知機能の衰えに愕然とするかもしれない。一方、ネバネバ食品が大好きで、毎日食べている70代、80代のなかには、ボケる気配すらない人も多いはずだ。

納豆やオクラ、モロヘイヤ、なめこ、海藻などのネバネバした成分には、水溶性食物繊維がたっぷり含まれている。ごはんといっしょに食べると、そのネバネバが糖質を包み込むので、血糖値は急上昇しない。白米ごはんの食後の血糖値上昇度を100とした場合、納豆をかけるだけで68まで下がるのだ。

血糖値の急上昇を抑えるのは、認知症を遠ざける基本的な対策のひとつ。糖質を食べるときには、ネバネバ食品を合わせるのがおすすめだ。

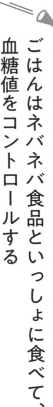

食後はしっかり歯磨きとうがい。そんな人は歯周病にも糖尿病にもなりにくい！

糖尿病の人は歯周病になりやすい。以前はこう思われていたが、実際には逆だとわかってきた。歯周病になると、歯ぐきに炎症を起こす物質が体全体にも悪影響を及ぼし、血糖値も高くしてしまうのだ。

口のなかのケアをおろそかにすれば、糖尿病を発症しやすくなり、ひいてはボケるリスクも高めることになる。食後の歯磨きで得られるのは、虫歯や歯周病を予防する効果だけではないわけだ。

体の健康と認知機能を保つためにも、口のなかを清潔にしておく必要がある。糖尿病に無縁で、ボケる兆しもない高齢者は、歯と歯ぐきの健康を保っているに違いない。

歯磨きと歯間ブラシに加えて、殺菌・消毒効果のあるうがい薬の使用がおすすめだ。1日2回以上のうがいで、毒性のある歯周病菌の繁殖を抑えることができる。

高血圧や高血糖でも、週に1回ほどは好きなものを食べる

血圧や血糖値が高い人は、塩分を控えめにし、糖質の摂取を抑えるなど、普段の食事には十分注意しなければならない。とはいえ、食事を常に制限していると、だんだんストレスがたまってくる。

こういった我慢のし過ぎは、体にも脳にも良い影響は与えない。不満が爆発して暴飲暴食に走る、あるいは気分が内向きになって脳の働きが低下する、といった大きなマイナスにつながる恐れがあるからだ。

多少、高血圧や高血糖でも、心の元気を失わない人はときどき息抜きをしている。週に1回ほどは、節制をちょっとだけ中止し、好きなものを食べているのだ。もちろん食べ過ぎは論外だが、こうして息抜きをすると、また体調管理を頑張ろうという気になる。自分の気持ちを上手をコントロールするのが、ボケないコツのひとつだ。

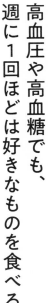

ごはん少なめ、おかず多めの人は太りにくくて、脳の働きも高いまま！

糖尿病の怖さをよく知り、血糖値を急上昇させたくないと思う人は、ごはんが少なめでおかずが多めの食事をとっている。そして、そういった食生活が、結果的にボケない人生につながっているものだ。

九州大学による「久山町研究」によると、ごはんが少なめで、納豆や豆腐などの大豆食品、さまざまな野菜や海藻、牛乳やヨーグルトといった乳製品をよく食べる人は認知症になりにくいことがわかった。

とはいえ、糖質は徹底的に避けなければいけない、というわけではない。エネルギーはやはり糖質からとるのが効率的なので、過剰な制限をすると栄養のバランスが大きく崩れてしまう。主食であるごはんを減らし、その分、おかずをたくさん食べてバランスを取り、血糖値が高い状態をできるだけ少なくするのが肝心だ。

ランチはつい早食いする丼物ではなく、定食をチョイスする人はボケない

忙しい平日の昼食に丼物を選ぶ人は多いだろう。注文してすぐに提供されるし、時間をかけないで食べられるのもうれしい。しかし、人生の終盤まで健康を保ち、認知機能も衰えない人が食べるのは丼物ではない。

丼物はどうしてもごはんとおかずのバランスが悪くなる。上にのるおかずの量と比較してごはんが多めになり、糖質をとり過ぎてしまうのだ。野菜はほぼタマネギのみの牛丼やカツ丼、ネギが少々つくだけの海鮮丼など、野菜が極端に少ないのも良くない。食後に血糖値が急上昇する典型的なメニューといえる。加えて、食べやすいことから、よく噛まない早食いにつながるのもデメリットだ。

昼食を外食で済ますなら、定食を注文しよう。主菜のほかに野菜料理の小鉢、野菜や海藻の入った味噌汁などもつく。丼物と比べて、栄養バランスは比較にならない。

ボケない人はラーメンだけ、うどんだけのランチは食べない

1日に1食は麺類を食べたくなる。こういった麺好きは少なくないが、メニューの選び方や食べ方には注意が必要だ。年を取ってもボケない人は、具の少ないラーメンの大盛りや、かけうどんプラスおにぎりといったチョイスはしない。

糖質中心の食事は、エネルギーを得やすい反面、血糖値の急上昇を招いてしまう。栄養バランスも悪く、たんぱく質やビタミン不足になりがちだ。加えて、麺類のスープは塩分たっぷりで、全部飲み干したら血圧にも悪影響を与えるだろう。

東日本大震災の際、避難所暮らしの人たちは当初、おにぎりや菓子パンなどを主に食べていた。すると、ビタミン欠乏症の症状が現れ、抑うつ状態の人も増えたという。糖質ばかりをとると、さまざまな面で体調を崩してしまうのだ。麺類の栄養は、ほぼ糖質のみ。野菜の天ぷらなど、糖質以外のおかずもとるようにしよう。

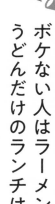

ボケない人の主食は、真っ白ではなく茶色っぽいことが多い

ごはんを食べても、食後、血糖値が必ず急上昇するわけではない。急激な変化があるのは白いごはん、つまりしっかり精米した白米を食べたときだ。

これに対して、玄米や五穀米など、ちょっと茶色っぽいごはんを食べた場合は、血糖値の急激な上昇は見られない。高齢になっても認知機能がしっかりしている人は、こういった真っ白ではないごはんを食べているのではないか。

食後に血糖値がどれほど変化するのか、その動き方を示すGI値（グリセミック・インデックス）という数値がある。摂取したのち、血糖値を急上昇させるブドウ糖を100の基準値とし、さまざまな食品を食べたあとの上昇具合を示すものだ。

このGI値が高いほど食後に血糖値が急上昇し、数値が低いほどゆるやかに上昇する。肥満や糖尿病を予防するため、ひいては認知症にならないため、食生活の指標と

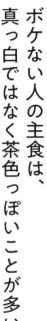

して覚えておきたい。

数値の高さによって、「高GI食品」(70以上)、「中GI食品」(56〜69)、「低GI食品」(55以下)に大別されている。

日本人が主食として最も普通に食べている白米は、典型的な高GI食品に分類される。ほかにもち米、食パン、フランスパン、うどんなども含まれており、これらは食べるとすぐに血糖値が上昇することになる。

主食のなかで中GI食品に含まれているのは、ライ麦パンやパスタ。フランスパンよりもライ麦パン、うどんよりもパスタのほうが食後に血糖値が上がりにくく、インスリンが大量に分泌されないというわけだ。

食後の血糖値が最も上がりにくい低GI食品には、玄米や五穀米、もち麦、全粒粉パン、そばなど(※調査方法によって分類は若干異なる)。白米ではなく玄米、五穀米やもち麦入りのごはんなどにすれば、血糖値の上昇を抑えられる。

ひと言でいうと、主食は真っ白ではなく、茶色っぽいほうが健康を保て、ボケにくいということになる。主食を改善すると健康効果は大きいので、ぜひ試してみよう。

気分が「うつ」になりそうなときは、家から出て近所を散歩する

長く生きていれば、いいことばかりが起こるわけではない。誰でも気が滅入ったり、ふさぎ込んでしまったりするときはある。

しかし、気分が落ち込んだ「抑うつ」状態が続くのは、脳のために非常に良くない。高齢者がうつ病になったら、認知症になるリスクが1・9倍に高まるという研究報告もあるほどだ。高齢者がうつ病にならなかったら、人口の4％の人数が認知症にならないで済むともいわれる。

気分転換が上手な人は、憂うつな気分になりそうなときは、用がなくても外出し、散歩をするように心がけているものだ。晴れた日に太陽光線を浴びると、なお気分が晴れる。公園や土手沿いの道で、立ち止まって深呼吸をするのもいいだろう。とにかく、家のなかに閉じこもらないようにすることが大切だ。

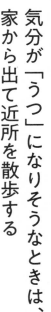

「もしかして、うつ?」と思ったら早めに受診する人はボケない

ふとしたことで落ち込み、ふさぎ込んでしまって、もう半月たった……。こういった場合、うつと認知症の関連性を理解している人は、精神科や心療内科、もの忘れ外来などの医療機関を迷わず受診する。

憂うつな状態が数日続く程度なら、趣味を楽しむといったストレス解消によって改善させるのも可能だ。しかし、本格的なうつ病は、脳内の神経伝達がうまく働かなくなって起こる。ふさぎ込んだ状態が2週間も続くようなら、自分で解決しようとしないで、専門医の助けを借りることが大切だ。

うつ病を放置しておくと、認知症のリスクがどんどん高まっていく。いまはうつ病によく効き、副作用も少ない薬が開発されている。心配しないで、気軽に受診するようにしたいものだ。

最近、よく忘れるようになったかも…と思ったら「もの忘れ外来」を受診する

最近、もの忘れが多くなった。認めたくはないが、もしかしたらボケてきたのではないだろうか……。こうした疑いを持ったとき、早めにかかりつけ医やもの忘れ外来などの専門医の受診をおすすめする。

もの忘れが多くなっても、まだ認知症ではなく、その一歩手前の段階である「軽度認知障害（ＭＣＩ）」の可能性もある。ＭＣＩになった場合、そのまま放置しておくと、１年で10％、５年で50％が本格的に認知症を発症するという研究がある。

ＭＣＩを進行させないためには、専門医から適切なアドバイスを受け、日常生活で実践することが大切だ。認知症は完全に治癒できない。しかし、その前段階のＭＣＩなら、回復させたり認知症の発症を遅らせたりするのは可能だ。専門医の受診はハードルが高ければ、まずはかかりつけ医に相談してはどうだろう。

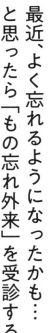

第5章

ボケない人の
コミュニケーションの習慣、
ぜんぶ集めました。

仕事を辞めたのち
家にひきこもっていれば
認知症への道を一直線。
外に出て人と交流し、
よく話すのがボケない秘訣！

ボケない人は友人、知人が多く、家族や親族とも仲がいい

年を取ってしまうと、仕事関係の知人とは縁がなくなり、昔からの友人ともだんだん疎遠になっていく傾向にある。これは当然のことだからと、仕方なく受け入れる人もいるだろう。

しかし、何歳になっても社会のなかで孤立しておらず、家族や親族、友人、知人とのつながりを持っている人は少なくない。そういった人は、みな元気にあふれており、ボケる気配などなさそうなのではないか。

九州大学が福岡県久山町で行っている大規模調査「久山町研究」を見ても、高齢になると人との交流が一層重要なことがよくわかる。

脳ドック検診を受診した1141人の高齢者を5年間追跡し、「ひとりぼっちでさびしい」「何をするのもむなしい」「他人から拒絶された気持ちによくなる」といった

情緒的孤独感と認知症との関係を調査。その結果、情緒的孤独感のある人は、ない人と比べて認知症発症のリスクが1・6倍高いことが明らかになった。

それだけではなく、親族や家族と同居しておらず、交流もほとんどない場合、認知症発症リスクは5・3倍にも高まっていた。ただし、ひと月に数回程度でも、電話や行き来をしているのなら、明らかなリスク上昇は見られなかった。

いくら普段から脳トレに励み、食事に気をつけて、運動を心がけていようと、人とのコミュニケーションが皆無に近い日々を過ごしていたら、ボケる危険性はどんどん高まっていく。

高齢になって、とくに人と交流する機会が減り、社会的に孤立してしまいがちなのは男性だ。なかでも、会社人間として何10年も過ごして、リタイア後、急に何もしない生活をおくるようになるのは要注意といえる。

すでにリタイアしている人は、何でもいいから、人との交流につながる趣味を見つけるようにしよう。まだ現役の人も、いまのうちから仕事とは違う楽しみを探しておくことが大切だ。

おしゃべりな人ほど、年を取っても頭の回転が速い

年を取っても友人、知人が多く、たびたび誰かと会って話をしている人はなかなかボケない。会話中、脳は強い刺激を受けてフル回転しているからだ。

じつは、人と話すのは高度な脳トレのようなもの。自分の言いたいことだけを口にしても、ちゃんとした会話は成立しない。話をよく聞いて、表情や身振り手振りなども観察し、相手が何を伝えようとしているのかを総合的に判断しなければいけない。

一方、自分が話すときには、伝えたいことをまず整理し、わかりやすさを考えながら言葉にする。この場合も、やはり相手の表情などをチェック。どう感じているのかを探りつつ、コミュニケーションを続ける必要がある。

人と話す機会が少ないほど、ボケるリスクは高まっていく。年を取るほど、積極的におしゃべりを心がければ、頭の回転が鈍くならないで済みそうだ。

とくに用事がなくても、1日1回は外出する人は心が元気

仕事を辞めたらやることがない。趣味もないから家に閉じこもるだけ。こうしてリタイア後はまったく外出しなくなり、社会的に孤立してしまう人がいる。これは絶対に避けなくてはいけない暮らし方。刺激のない日常を過ごしていては、人生の晩年に認知機能を保てるはずがない。

年齢を重ねても気分が若く、ボケる兆候のない人は頻繁に外出している。外に出て近所を歩くだけでも、見るもの聞くものに脳は刺激され、歩くことによって脳の血流が増す。脳の活性化は、とにかく外出からはじまるといっていい。

リタイア後は、とくに用事がなくても、1日に1回は外出するようにしよう。散歩の途中で近所の人と会えば、ちょっとした会話を交わすだろう。店に入れば、店員とのコミュニケーションも生まれる。意識して人と交流する機会を増やしたいものだ。

年を取っても人づきあいの多い人は、若いころから近所の人に挨拶するのを忘れない

普段は仕事で忙しくて、近所の人の名前すら知らない。こういった人は将来、孤立してしまう可能性がある。ボケを予防するには、人との交流が重要。趣味の世界を広げるのも大切だが、まずは地域のコミュニケーションを大事にするのが得策だ。

ご近所さんと仲良く交流しているシニア世代の人たちは、リタイアしてからあわててコミュニケーションに励んだのではないだろう。現役世代のうちから、少しずつ親しくなっていったはずだ。

ほとんど交流がないのなら、顔を合わせたときにきちんと挨拶をすることからはじめよう。最初は「おはようございます」「こんにちは」程度でも、繰り返しているうちに、今日の天気や季節の移り変わりなどの日常会話が生まれるようになる。焦らないで、少しずつ関係性を築いていこう。

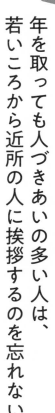

脳の働きが衰えない人は、地域の人たちと仲がいい

年を取っても元気いっぱいで、楽しい会話のある毎日をおくっている人は、地域住民とも仲がいいことが多い。これはボケないための重要な要素といえる。

仕事をしている間は、地域とのかかわりなんか面倒だと思うかもしれない。町内会や自治会、マンションの管理組合などの活動にはほとんど参加しない人も少なくないだろう。しかし、仕事で社会とつながらなくなったとき、こういった地域活動を行っていないと、一気に孤立してしまう恐れがある。

社会的な孤立はボケへの第一歩。そうならないように、いまのうちから地域の人たちとつながっておきたいものだ。自分から積極的に参加することにより、コミュニケーションの輪が広がっていく。地域の課題を話し合うなか、脳が刺激されて認知機能の低下も抑えられることだろう。

ボランティア活動をしている人は さまざまな刺激を受けるからボケにくい

リタイアしたあと、ボランティア活動に精を出す人たちもいる。そういったシニア世代も健康を保ち、認知機能がなかなか衰えないものだ。

米国の50歳以上を対象にした研究によると、ボランティア活動をしたことがある人は、経験のない人と比べて、認知症を発症するリスクが下がるという。効果があるのは認知機能だけではない。年間100時間以上のボランティア活動をしていると、まったくしていない場合と比べて、死亡リスクが44％、身体障害リスクが17％低いという研究報告もある。心身ともに明らかな好影響を受けるのだ。

ボランティア活動をすると、外出する機会が増え、運動効果が期待できる。人との交流も促され、人の役に立つというやりがいも感じられる。現役世代のうちから、何か自分の興味のあることをはじめてみてはどうだろう。

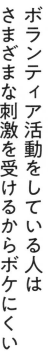

他人との交流が苦手な人は、ペットとコミュニケーションを取る

日常生活のなかで、人とコミュニケーションを取る機会が多ければ、認知症を発症するリスクは低くなる。非常に有効なボケ予防方法ではあるが、社交性に少々欠けていると自覚し、他人とのかかわりを面倒くさいと思う人はどうすればいいのか。

交流は大切とはいえ、引っ込み思案の人の場合、新しく友人、知人を増やそうとする行動自体がプレッシャーになるかもしれない。もっとコミュニケーションを取らなければ……というストレスで心が沈むようでは本末転倒だ。

人と接するのが苦手なタイプなら、別の形のコミュニケーションを図るアイデアがある。ペットとふれあって、楽しい時間を過ごすのだ。

ペットをなでたり、いっしょに遊んだりしていると、何だか幸せな気分になっていく。じつは、この癒し効果は科学的に証明されている。

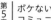

母親が授乳しているときや、恋人同士がハグし合うときなどには、脳内にオキシトシンという神経伝達物質が働く。別名は「愛情ホルモン」。ストレスや痛みをやわらげたり、血圧を下げたりする不思議な物質で、認知症予防にも効果があるとされている。このオキシトシンが、ペットとスキンシップをしているときにも分泌されるのだ。

人との交流がやや難しい場合、こうした体の仕組みを利用して、ペットを飼ってスキンシップを取ってもいいだろう。オキシトシン効果によって、幸せな気分がもたらされ、認知症の予防につながることも期待できる。

癒し以外の効果も得たいのなら、ペットのなかでもイヌを飼うのがおすすめだ。イヌを飼う場合、基本的に毎日、散歩をさせなくてはいけない。イヌとの散歩は、とても有効な有酸素運動。早足で歩いたり、急に立ち止まったり、ときには駆け出したりと、イヌの行動に合わせた変化に富んだ動きが求められるからだ。

しかも、イヌとの散歩はただの運動ではない。外出して五感を使うことによって、脳は強く刺激されて活性化する。飼い主同士で、自然と交流がはじまる機会もありそうだ。ボケを予防するのに、とてもすぐれた方法だといえる。

定年退職後も働くと、心身も脳も元気になってボケにくい

多くの人は、60代になると重大な選択を迫られる。勤務先で定年を迎えたのち、どのような生活をするのかという、その後の生き方にかかわる問題だ。

もう40年も働いてきたのだから、仕事なんかしないでゆっくりしたい。こう思って、すでに定年退職をして完全にリタイアしている人、あるいは定年になったらリタイアしたいと考える人もいるだろう。

しかし、仕事をまったくしないで、隠居生活をおくるのはやめたほうがいい。第二の人生をイキイキと過ごし、ボケる気配などない人は、何らかの仕事に就いていることが多いものだ。

定年退職後、生き方によっては、認知症を発症するリスクが一気に高まる可能性がある。第二の人生の幕開けが、暗い老後へと向かうターニングポイントになるかもし

れないのだ。

何よりも大きなポイントは、退職したのちに継続雇用や再就職をしないでいると、外出する機会が格段に減ってしまうことだ。

仕事をしていれば、否応なく職場まで行かなければならない。通勤は適度な運動になるので、足腰の筋肉が自然と鍛えられる。社会とつながったままなので、毎日、さまざまな人と会って話も交わすだろう。仕事上の責任の重さは現役のころほどではなくても、人の役に立つという思いは生きがいにつながる。

一方、仕事を辞めた場合、家から一歩も出ない日があっても不思議ではない。仕事を継続した場合とは、運動量がまるで比較にならないのだ。社会とのつながりがなくなって、人との会話が激減するのも良くない。熱中できる趣味があれば話は違うが、そうでない場合は閉じこもりがちになる可能性が高い。

運動不足になり、社会から孤立し、誰とも話さない。これはもう、ボケる要素が勢ぞろいしているといってもいい。定年退職後は自分のペースで、何らかの仕事に就くことを強くおすすめする。

行きつけの店や場所があると、閉じこもらないので元気になれる

朝、近所を散歩したあと、行きつけの喫茶店に入り、コーヒーとトーストなどのモーニングセットを注文。マスターと雑談を交わしているうちに、顔見知りの常連客が来店し、「おはよう」の挨拶とともに新たな会話がはじまる。

近所に行きつけの店を持ち、毎日のように出かけて、店主やなじみ客などとコミュニケーションを図る。こういった日々を過ごしている高齢者は、認知機能がなかなか衰えないだろう。

外出する理由ができて、人と会話をするなかで脳も活性化させられる。とにかく、家に閉じこもらないで、孤立しないように努めることが大切だ。また、ときには行きつけではなく、入ったことのない店を利用するのもいい。新しい刺激を受けて、やはり脳が活性化するはずだ。

ちょっと耳が遠くなってきたら、相手の口元を見ながら会話する

50代、60代になってくると、若いときと比べて聴力がどうしても低下してくる。テレビの音が聞こえづらくなるのはまだいいが、会話する相手の言葉が聞き取りにくくなるのは厄介だ。人と会うこと自体を避けたいと思うようになれば、認知症へと一直線に進んでしまう。

ちょっと耳が遠くなってきたという程度の状態なら、補聴器をつけないで、上手にコミュニケーションを取っているシニア世代は多い。声を聞き取りやすくするコツは、話す相手の口の動きをよく見ることだ。母音ごとに口の動きは決まっているので、耳に聴こえる音と照らし合わせると、話している内容が理解しやすくなる。

ただ、本格的に耳が遠くなってきた場合は、思い切って補聴器を使うほうがいいのは間違いない。

第6章

ボケない人の運動の習慣、ぜんぶ集めました。

認知機能の維持にも、
やっぱり日々の運動が効果大。
意外な動きで脳を驚かせたり、
運動しながら頭を使ったりと、
ひと工夫してみよう。

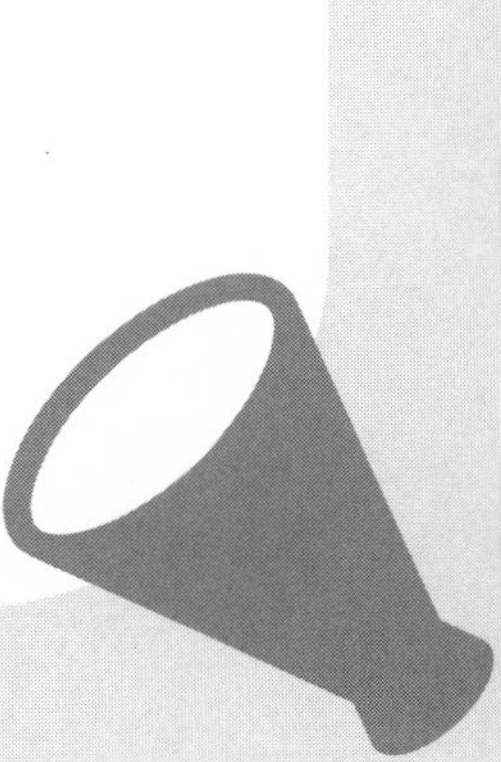

年を取ってもボケない人にまったく運動しない人はいない

年を取ったら、1日中、座ったり寝転んだりしてテレビを観る。こういった人が健康長寿を得られるわけがない。早くボケてしまう可能性も高いだろう。シニア世代になっても、毎日よく体を動かしている人は、認知機能がなかなか衰えないものだ。

運動の習慣があるとボケにくいことは、さまざまな研究によって証明されている。九州大学が長期的に調査した「久山町研究」では、運動量の多い人たちはアルツハイマー型認知症の発症リスクが低くなると報告されている。

運動不足の高齢者は認知症の発症リスクが1・4倍に高まり、運動不足の高齢者がいなかったら、社会全体で認知症になる人を2％減らせるという報告もある。

とにかくよく体を動かすのが大事。それも、年を取ってからではなく、まだ若いうちから運動習慣をつけることが大切だ。

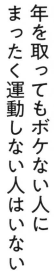

ボケない人は筋トレではなく、有酸素運動で〝脳のゴミ〟を洗い流している

長く健康を保つ秘訣は運動にあり。テレビや雑誌でこういった特集を目にすると、早速、腕立て伏せや腹筋運動に精を出す人がいる。

筋肉を増やして基礎代謝を上げることも大切だが、年を取ってから心がけたいのは筋トレなどの無酸素運動ではない。何歳になってもボケず、健康寿命も伸ばしている人は、有酸素運動を習慣にしているはずだ。

海外で行われた研究で、認知症ではない高齢者4615人を5年間追跡調査したところ、歩行よりも強い有酸素運動を週3回以上行っていた人たちは、そうでない人たちと比べて、軽度認知障害（ＭＣＩ）や認知症を発症するリスクが低かった。

また、65歳以上の女性を対象にした研究では、ウォーキングなどの運動を1日30分ほど追加すると、ＭＣＩや認知症を発症するリスクが21％低下。さらに、毎日の歩数

が1865歩増えるたびに、MCIや認知症のリスクは33％低くなった。

有酸素運動に認知症の予防効果があることを示す研究は数多い。では、なぜ運動のなかでも、とくに有酸素運動が脳の健康を保つように働くのか。

大きな要因に、血流の促進があげられる。有酸素運動は酸素を体に取り込みながら継続する運動。行っているときには心拍数が上がり、全身の隅々にまで血液が行きわたる。脳の血流も良くなり、酸素や栄養がたっぷり送り込まれる。

脳の血流が盛んになると、脳にたまってアルツハイマー型認知症を引き起こす〝脳のゴミ〟アミロイドβの蓄積を抑える効果もあるのではないかと推察されている。

さらに、脳の神経細胞を強化し、その数やネットワークを増やす作用を持つこともわかってきた。有酸素運動によって記憶をつかさどる海馬の容積が2％増えたという、米国ピッツバーグ大学の研究報告もある。

有酸素運動が脂肪を効率良く燃焼し、高血圧や糖尿病などの生活習慣病の予防につながる働きも見逃せない。生活習慣病は認知症の大きな危険因子のひとつ。こういった複合的な要因から、有酸素運動をするとボケにくい、というわけだ。

ボケない人の運動習慣は、最も手軽な有酸素運動の早歩きウォーキング

全身の血流を良くするには、ある程度の運動強度が必要だ。とはいえ、マラソン大会を目指してランニングに励む必要はない。元気なシニア世代がよく行っている、早歩きのウォーキングで十分だ。

脳の血流を促すことを大きな目的とするのなら、30分ほどは続けて歩くようにしたいものだ。季節や気温にもよるが、15分、20分ほど歩くうちに汗を少しかく程度の運動強度が適している。

これまで運動をほとんどしてこなかった人の場合、週に3回くらいを目安にはじめてみよう。本格的に認知症が気になる年齢ではなく、それよりも10年、20年早いうちから行動に移すことが大切だ。運動嫌いで、はじめるための強いきっかけがほしい人は、イヌを飼ってみるといい。イヌの散歩は立派な有酸素運動になる。

早足だったりゆっくりだったり。違う速さで歩くと脳が活性化する

公園を散歩しているシニア世代が、急に早足になったり、普通よりもゆっくり歩いたり。こうした人は、脳を刺激することを意識しながら不規則に歩き、ボケ予防効果を一層高めようとしているのかもしれない。

歩いている際、脳は絶えず筋肉に指令を送って働かせる。歩くスピードが一定なら、脳の指令は安定したまま。ところが急に速度を変えようとすると、脳は「あれ？」と戸惑う。不規則な行動をすることによって、強い刺激を受けて活性化するのだ。

速く歩いたり、ゆっくりになったり、ときには意味もなく立ち止まったり、または急に駆け出したり。ウォーキングをしながら、こうした脳の意表を突く行動を取ってみたい。不規則な動きがあるたびに脳は刺激を受け、血流が良くなって活性化する。運動にプラスアルファの効果が加わるので、ぜひ試してみよう。

ときには「ナンバ歩き」でウォーキング。脳が驚いて脳内の血流が良くなる!

通常の歩行では、右足を前に出すとき、右腕は後ろに振る。しかし、最初は多少ギクシャクするだろうが、足と腕の動きを揃えても歩くことはできる。片方の足と腕をいっしょに前に出す歩き方だ。これを「ナンバ歩き」と呼ぶ。

多くの日本人は、江戸時代までナンバ歩きをしていたともいわれる（諸説あり）。試してみると、歩くときに体がねじれないので、意外と楽に前に進める。ウォーキングをするとき、このナンバ歩きを取り入れてみてはどうか。

普段まったく行わない歩き方なので、脳は混乱するはずだ。慣れてくるまでは、動きがぎこちないかもしれない。それこそ脳が刺激を受けて活性化している証拠だ。

ただ、ナンバ歩きはちょっと奇妙な歩き方。変な注目を浴びないように、人通りの少ないところで試すのが良さそうだ。

あの人はなぜスキップをしている？
それは脳を刺激しながら有酸素運動をするため

普段と違う行動を取ると、脳はビックリして活性化する。この仕組みを利用するのが、ナンバ歩きによるウォーキングだ。ほかにも、脳を刺激するため、ときどき奇妙な動き方をしてみるのも面白い。

アイデアのひとつはスキップ。もし、路上や公園で楽しそうにスキップをしている大人を見たら、ひどく驚いて目が丸くなるのではないか。この意外過ぎる動きをウォーキングに取り入れてみるのだ。最初は難しいかもしれないが、それも脳にとっては新たな刺激。久しぶりに動きを思い出す過程でも、脳は活性化している。

スキップだけではなく、後ろ向きに歩いたり、カニのように横歩きをするのもいい。いずれも脳の意表を突く動きなので、運動プラス脳の活性化策になる。ただし、変則的な動きをする際には、転倒などをしないように十分注意するのを忘れずに。

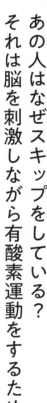

ウォーキングコースを変えると、「ん?」と脳が大きな刺激を受ける

毎日、お決まりのコースをウォーキングする人は少なくない。どの角を曲がればいいのか、その先には何があるのか、しっかり把握していることだろう。安全は確保できやすいが、脳が受ける刺激は少なくなる。

ウォーキングを行いながら、同時に脳をしっかり働かせようとする人は、歩くコースをときどき変えているものだ。公園内を歩く際、いつもは右回りだが、今日は左回りに歩いてみる。昨日は郵便局がある角を左に曲がったが、今日は真っ直ぐに進む。歩き続けないでひと休みし、ホームセンターをのぞいてみる。

こういった普段とは異なる行動により、昨日のウォーキングで働いた神経回路とは違う部分が強化されていく。脳をマンネリにさせないのが、ボケないための大きなコツ。昨日とは違う何かを加えながらウォーキングをしてみよう。

100、93、86、79……ウォーキングしているとき、100から7を引く計算をし続ける

ひとつの運動や動作よりも、さらに脳を刺激できるのが、ふたつの作業を同時に行う「デュアルタスク」だ。この「ながら作業」をウォーキングに取り入れてみよう。ただ歩くだけではなく、頭で何かを考えつつ前に進む「ながらウォーキング」にトライするのだ。

手軽にできる「ながらウォーキング」のひとつが、歩きながら簡単な足し算や引き算をすること。たとえば、認知機能のテストでよく行われる100から7を順番に引いていくやり方はどうだろう。100、93、86、79、72、65……と計算しながら歩く。こうして頭を使いながら歩くと、脳は複雑な刺激を受け続ける。

100から7を引く計算は、ちょっとややこしいものの、繰り返すうちに答えを覚えていく。そうすると、脳はそれほど刺激を受けなくなってしまう。そこで今度は、

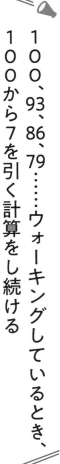

100から7と9を順番に引いていく、といったもっと複雑な計算を行ってみよう。

「ながらウォーキング」のような、頭を使いながら有酸素運動を行うことを「コグニサイズ」ともいう。英語の「cognition（コグニション）／認知」と「exercise（エクササイズ）／運動」を組み合わせた造語だ。

コグニサイズは軽度認知障害（ＭＣＩ）の進行防止を目的に、国立長寿医療研究センターによって考えられた。その効果はＭＣＩの100人を対象にした実験などで確かめられている。頭を使いながら運動するグループと、健康講座だけを受けるグループに分けて、半年間、継続して観察。その結果、頭を使いながら運動するグループでは、脳の萎縮が進行しないで、記憶力も改善したことがわかった。

コグニサイズを行うと、単純に体だけを動かす場合よりも、脳の司令塔的な働きを担う前頭前野の血流が良くなり、活性化すると考えられている。

介護予防教室などではコグニサイズを採用しているところが多い。たとえば、足踏みをしながら右手と左手でじゃんけんをして、必ず右手（または左手）が勝つようにする。この「足踏みプラスひとりじゃんけん」などが行われている。

お好み焼き、きんつば、バナナ…しりとりしながら歩くと脳も汗をかく

ウォーキングをしているシニア世代とすれ違うときに、「お好み焼き、きんつば、バナナ……」などとつぶやいているのが聞こえたらびっくりするのではないか。

けれども、その人はおそらく、単なるひとりごとを言っているのではない。頭を使いながらの有酸素運動、コグニサイズのバリエーションのひとつである「しりとりウォーキング」を実行しているのだろう。

同じようなウォーキングしながらのコグニサイズでも、ただ計算をしながら歩くよりも、しりとりを続けるほうが楽しいかもしれない。単純なしりとりでは簡単過ぎるようなら、冒頭であげた「食べものしばり」や、「ネコ、コアラ、ラッコ……」といった「動物しばり」などはどうか。言葉をよく知っており、長く続けられる「しばり」を課すといい。毎回違うテーマで試みると、前頭前野の血流が一層活発になる。

「あと10分」よりも「あと1000歩」と考える人は運動が長続きする

ウォーキングが健康に有効なのは理解できるけど、30分も40分も歩くのは億劫……。こういった運動嫌いの人もいるだろう。しかし、手軽なウォーキングさえ続かないのなら、不健康に向けてまっしぐら。年を取るにつれて、頭の働きも鈍くなる。

そこで、運動が好きなわけではないけれど、目標の運動量をしっかり達成できる人の歩き方を見習ってみよう。「30分歩こう」ではなく、「3000歩まで歩こう」と思いながらウォーキングをするのだ。

「20分」「30分」と時間を決めて目指すよりも、「2000歩」「3000歩」と歩数を数えるほうが運動量は増えるという研究がある。漠然とした時間の経過よりも、着実に増えていく歩数のほうが実感しやすく、取り組みやすいからだと考えられている。

運動が続かないと自覚している人は、歩数計を身につけることをおすすめする。

晴れた日に暇だったら、とりあえず散歩。そんな習慣のある人はボケにくい

昨日は忙しくてあまり歩けなかったので、今日はしっかりウォーキングしなければいけない……。もともと体を動かすのがそれほど好きではない人の場合、こうして義務感にかられていると、運動自体が心の負担になりかねない。

運動するのがイヤだイヤだと思っていると、いつの間にか、ひどい出不精になってしまう可能性がある。そうなると、心身ともに良くない。あまり気を張らないで、もっと気軽に外に出ることからはじめてみたい。

天気のいい日は、とりあえず外出。日光に当たりながら歩いていると、「幸せホルモン」のセロトニンが分泌され、何となく気分が良くなっていく。セロトニンは眠りに導く「睡眠ホルモン」メラトニンの材料なので、アミロイドβを洗い流す質の良い睡眠にもつながる。外出するクセをつけて、そこからウォーキングにつなげてみよう。

低山ハイクはボケ防止に格好の趣味。五感が刺激され、足腰も鍛えられる！

早歩きウォーキングの習慣がある人は、足腰がしっかり鍛えられており、頭の回転が速くて記憶力もなかなか衰えない。平日に家のまわりや職場近くを歩くのに加えて、週末にはちょっと遠出。低山のハイキングに出かける人は、なおさらボケにくい。

ハイキングはとても大きな効果が期待できる有酸素運動。傾斜のない平地のウォーキングよりも、山歩きをするほうが足腰に対する負荷が大きく、脳を含めた全身の血流が良くなるのは当然だ。

自然のなかを歩くことにより、樹々や花、生き物などの自然にふれられ、季節の移り変わりも実感。一歩進むごとに五感がフル回転し、脳はさまざまな面から強い刺激を受け続ける。ストレス解消効果も抜群で、山道や遊歩道を歩くうちに心がすっきりしていく。まずは、近場の低い山に出かけることからはじめてみてはどうだろう。

昼食で塩ザケ定食を食べ、食後にウォーキングすると海馬が活性化する！

ランチを食べたあと、早歩きウォーキングを15分程度行ったり、短時間の利用ができるジムで少しだけ筋トレに励んだりする人がいる。運動は必ずしも長く続ける必要はなく、短時間でも十分効果が上がるので、健康維持とボケ予防に良い習慣といえる。昼食で塩ザケ定食やサーモンのクリームパスタなどを食べた場合は、なおさら食後の運動を心がけるようにしたいものだ。脳の働きが良くなって、午後に行う仕事が一層はかどる可能性がある。

サケが脳の機能に好影響を与えるのは、独特の赤い色素であるアスタキサンチンという有効成分が含まれているからだ。アスタキサンチンは、緑黄色野菜に多いβカロテンや、トマトに豊富なリコピンなどと同じカロテノイドの仲間。もともとはヘマトコッカスという植物プランクトンの一種に含まれている。それが動物プランクトンなどを経て、食物連鎖によってサケの体に蓄えられ、だんだん身が赤くなっていく。

アスタキサンチンの抗酸化作用は非常に高く、とくに紫外線によって生じる活性酸素に対して強力に作用する。活性酸素を除去するパワーはリコピンの1・6倍、βカロテンの4・9倍。この極めて高い抗酸化作用は、脳の神経細胞にも発揮される。

さらに、摂取後に運動すると脳を一層刺激する。明らかにしたのは、筑波大学と米国ロックフェラー大学などとの共同研究。マウスにアスタキサンチンの入ったエサを摂取させ、同時に低強度の運動を4週間実施した結果、脳の海馬の機能が高まり、空間を記憶する脳力が向上したことがわかった。

ランチなどでサケを食べる回数を増やし、食後には早歩きウォーキングなどを心がけたいものだ。続けるうちに、もの忘れをしなくなるようになるかもしれない。

アスタキサンチンはアンチエイジングの注目成分でもある。肌をスベスベにして、シワやシミを防ぐ効果を期待しても良さそうだ。炎症や動脈硬化、ガン、糖尿病、眼精疲労などの予防にもひと役買うとされている。なおアスタキサンチンはエビにも含まれているが、殻や尻尾ごと食べないと摂取できない。

よく歩き、仲間と談笑し、どう打つか考える。ゴルフ好きがボケないのは納得！

シニアのゴルファーはみな元気だ。ゴルフを楽しめる体力があるから、年を取っても元気なのか。それとも、よくゴルフをしているうちに元気になっていくのか。ゴルフがどういったスポーツなのかよく考えてみると、後者の可能性も高そうだ。

ゴルフなんて、ただ芝生の上を歩いて、たまにスイングするだけではないか。こう思う人がいるかもしれない。しかし、コースをしっかり回ると、1万歩ほども歩くといわれている。下手な人はボールが真っ直ぐに飛ばないので、1万5000歩ほど歩く場合もあるようだ。

以前は「1日1万歩」が推奨されていたが、実際には非常に高い目標。よほど歩く人でも、せいぜい8000歩くらいで打ち止めになるものだ。ゴルフをすれば、歩くことだけでも健康効果は高いといえる。

ゴルフが運動としてすぐれているのは、歩く距離の長さだけではない。経験者ならわかるだろうが、何かと頭を使いながら動く典型的なコグニサイズなのだ。

ゴルフをしているときには、じつは考えることがとても多い。そのひとつが、スコアを数えて計算するという、ゴルフならではの頭の使い方だ。

コースの状態をよく観察することも求められる。風向きなども考え合わせ、どのクラブを使って、どういう力加減で打つのかを考えなければいけない。ショットで集中する際には、適度なプレッシャーによって脳が刺激を受ける。会心のショットが決まったときには、脳内に好ましい神経伝達物質が分泌されるに違いない。

ゴルフがひとりではなく、仲間と楽しむスポーツという点も重要だ。当然、コミュニケーションを取る必要があり、会話も頻繁にかわされる。こういった人との交流は、認知症予防に欠けてはならない大きな要素だ。

いまのうちからゴルフに親しみ、70代までは続けることをおすすめする。1日中歩くのが難しくなったら、ゲートボールやパークゴルフ、グラウンドゴルフなど、ゴルフに似たシニア向けの運動に転向するといいだろう。

運動できなかった日は、風呂でゆっくり温まって脳の血流を良くする

脳の血流を促進するには有酸素運動が効果的だ。とはいえ、仕事などが忙しい、あるいは天気が悪いときにはしっかり運動するのは難しい。そういった日、ボケない人は湯船にゆっくり浸かって体温を上げ、脳を含めた全身の血流を良くしている。

愛媛大学と京都大学の共同研究により、週5日以上入浴する人は、週4日以下の人と比べて血管年齢が若いという結果が出た。体温が上がると、血流が改善されて心臓の負担が減り、血管の壁も健康を維持できるのだと考えられる。

血流促進効果は、あくまでも湯船に浸かることによって得られるものだ。シャワーでは体温が上昇しないので、脳の血流は増えない。なお、42℃以上の熱い湯につかると、交感神経が活発になって、逆に血管に対する負担が大きくなることも考えられる。お湯の温度は41℃以下のややぬるめにし、副交感神経を働かせるようにしよう。

ボケない人は脳を活性化するため、下りの階段を好んで使う

できるだけエスカレーターを使わないで、階段を上り下りするという健康法がある。なかには、上りの階段のみ歩く人もいるのではないか。しかし、より高い運動効果とボケ予防効果を得ようとする人は違う。下りの階段をより積極的に使っているものだ。

筋肉は縮みながら、あるいは伸ばされながら力が発揮される。筋肉が縮むのは、階段を上ったり、力こぶをつくったりするとき。一方、筋肉が伸ばされるのは、階段を下ったり、力こぶをゆるめたりするときだ。じつは近年、伸ばされるときのほうが負荷が大きいとわかってきた。階段の場合、降りるほうが筋トレ効果は高いのだ。

階段を下りる際は、転倒しないように注意を払う。このとき脳の血流が良くなって活性化し、ボケ防止のプラスポイントとなる。足を下ろすときに骨が刺激されて、骨密度を高めてくれる効果もある。階段下りの健康効果は、意外なほど大きいのだ。

意志が弱め…と自覚している人は、ジムやスポーツ教室に入会する

フィットネスジムに入会し、週に何回か、筋トレやランニングマシンで汗を流す。こういった人たちはみな運動が大好きかといえば、じつはそうでもない。

なかには、運動に対する腰の重さを自覚しているからこそ、あえてジムに入会。会費を払うことによって、続けないともったいない……と思って通う人もいるようだ。

体を動かすのがそれほど好きではない場合、こうした動機で運動をはじめてもいい。ジムに入会し、「この曜日には通う」などと決めると、運動を習慣に取り入れやすい。インストラクターの指導を受けられ、運動の正しい方法も身につけられるので、ケガをするリスクも少なくなる。通ううちに知り合いができて、コミュニケーションを取るようになるかもしれない。人とのつながりは、ボケ予防に大きな効果を発揮する。これから心身の健康を保つため、ジムに通うことも考えてみてはどうだろう。

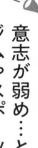

運動が長続きする人は、まわりに「宣言」してプレッシャーをかける

いざ運動をはじめたものの、三日坊主で終わってしまっては意味がない。せっかく習慣づけようと思ったのなら、長く続けるのが肝心だ。

そこで、自分は意志が強くないと秘かに思っている人は、運動をスタートさせる前にあることを行う。「今日から健康のために運動する」「毎朝、早歩きのウォーキングをする」といった具合に、運動をはじめると家族や友人に宣言するのだ。

いざ宣言してしまうと、もうあとには引けない。三日坊主になってしまうと、何だかみっともないからだ。この「やらなければ」という思いが、良い意味でのプレッシャーになって、運動に向き合うためのモチベーションに変わる。

ウォーキングをはじめても数日で挫折。腕立て伏せやスクワットをやっても、翌日筋肉痛になったらもう終わり。こういった黒歴史のある人こそ、ぜひ試してみたい。

買い物ついでに散歩。ボケない人は「ついでの運動」が得意

フィットネスジムに入会し、せっかくだからと、マシントレーニングにランニングマシン、スタジオプログラムとフル回転。くたくたに疲れてしまい、数日はひどい筋肉痛で仕事にも支障が出てしまう。あるいは一念発起し、初日から張り切って1時間ほどウォーキング。足腰やひざがガタガタになって、運動する気が消え失せた……。

運動は最初から頑張り過ぎると、なかなか続かない。うまく習慣に取り入れて長続きさせる人は、はじめのうちは無理をしないものだ。とくに普段、まったく運動をしていない人の場合、スタートからフル回転させるのはやめておいたほうがいい。

たとえば買い物に行くときに、ちょっとスピードを上げて歩く。早めに帰宅するときは、少し遠回りをして歩数を稼ぐ。こうして体を慣れさせて、しだいに強度や頻度を上げていく。まずは無理せず、何かのついでに行うのが長続きさせるコツだ。

第7章

ボケない人のメンテナンスの習慣、ぜんぶ集めました。

脳の元気を保つには、
日ごろの体の手入れが大事。
脳に〝ゴミ〟がたまらないように
毎晩ぐっすり眠り、
歯や耳もしっかりメンテナンス。

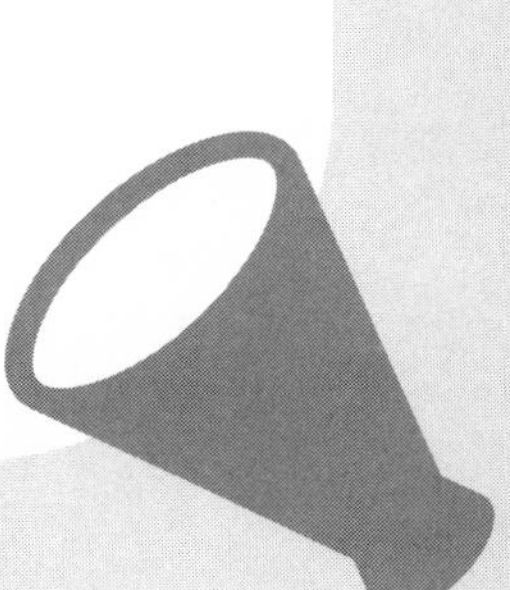

難聴は認知症危険リスクNo.1！補聴器を早めにつければボケにくい

人間の五感のなかでも、比較的早い時点で老化を実感するのが視覚だ。新聞や文書、スマホなどの文字が見えにくくなるのは確かに困る。とはいえ、対処の仕方は難しくはなく、見る対象をやや遠ざけたり、老眼鏡をかけたりすると見えるようになる。

目の老化に加えて、聴力が衰えていくのも早い。30代をピークに下り坂に入り、60代後半になると、男性の44％、女性の28％が軽度難聴の状態に陥る。

実際になってみると、当初は「ああ、ちょっと耳が遠くなってきたな」程度の感覚かもしれないが、放置しておかないほうがいい。じつは認知症を発症させるリスクのなかでも、最も危険な因子が難聴だ。

中年期（45～65歳）に難聴になると、認知症の発症リスクは1・9倍に高まるとされている。想像以上に、難聴は人生を大きく左右してしまうのだ。

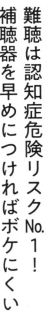

なぜ、耳が聞こえづらくなると、認知症を発症しやすくなるのか。それは人と会話をしづらくなるため、コミュニケーションを取る機会がどんどん減ってしまうからだと考えられている。

うまく会話ができなくなると、人に会うのがおっくうになる。立ち話程度も避けたいので、外出する機会が減っていく。

やがて家に閉じこもるようになり、待っているのは新しい刺激のない日々。出歩かないので運動量も格段に低下し、脳の血流も促されることがない。こうして認知機能が少しずつ落ちていき、ついに認知症を発症してしまうのだ。

しかし、年を取って難聴になっても、ボケる気配がない人もいる。そういった場合、早めに補聴器を利用していることが多い。中程度の難聴であっても、補聴器を使うと認知機能の低下が抑えられるという研究もある。

補聴器なんか年寄り臭い、といって敬遠する人もいそうだ。だが、まわりの人は、あなたが補聴器をつけてもまったく気にしないものだ。本人も使っているうちに慣れていく。早い段階で利用をはじめるのがいいだろう。

80歳でもボケない人は自分の歯が20本以上残っている

80歳になっても20本以上の歯を残そう、とは国と日本歯科医師会が推奨している「8020運動」。ボケやすさという観点からも、この有名なスローガンは正しい。神奈川歯科大学の研究によると、歯がほとんどなく義歯も使用していない人は、20本以上残っている人と比べて、認知症の発症リスクが1・85倍も高かったという。

歯がないと固いものを食べられないので、あまり咀嚼しないで食べるようになる。よく噛むことは認知症予防の大きなポイント。噛むたびに脳の血流が増えるからだ。歯がないと、無理なくできる脳の活性化策を手放してしまう。

年を取ってもボケない人は、日ごろのメンテナンスがしっかりしており、歯が十分残っている。食事のたびによく噛むことは、脳の機能維持に直結する。人生の終盤を明るく過ごすために、「8020」を目指すようにしよう。

歯を失ったらすぐに義歯。しっかり噛むことがボケ予防に

年を取ると、残念ながら、歯の健康具合も低下していく。歯周病などによって、歯を失うこともあるだろう。歯が抜けた場合、1本入れるのに必要な費用は、保険診療の3割負担で5000円から1万5000円ほど。保険適用外を選択するなら、はるかに高額な金額が必要となる。

こうした費用をかけたくないのか、歯医者に行くのが面倒なのか、歯が少し抜けた程度ではそのままにしておく人もいるようだ。しかし、これは大きな間違い。年を取っても認知機能の衰えていない人は、義歯を利用することをためらわない。

歯と認知症の関係を調べた神奈川歯科大学の研究によると、歯がほとんどなくても義歯を使っているのなら、義歯を使っていない人と比べて、認知症の発症リスクが約4割低くなる。自分の歯でも義歯でも、とにかくよく噛む習慣が重要なのだ。

ボケない人は歯磨きのとき、歯ブラシだけでなく歯間ブラシも使う

いつまでも歯の健康を保つには、毎日のメンテナンスが何よりも大切だ。歯ブラシはわしづかみにしないで、ペンを持つときのように指を軽く添えるようにしよう。歯に当てる歯ブラシの角度は45度。こうすれば、歯と歯ぐきの間に残りやすい歯垢《しこう》を取り除きやすい。歯ブラシを使うだけでは十分ではない。歯と歯との間の汚れを取るには、歯間ブラシやデンタルフロスが必要なので常備しておこう。

メンテナンスのもうひとつのポイントは歯の定期検診だ。磨き残された歯垢は、やがて硬い歯石へと変化する。歯石の表面はザラザラしており、歯垢がますますたまりやすくなる。歯石は歯磨きでは除去できないので、歯科医に取り除いてもらうことが必要なのだ。歯がしっかり残ってボケ知らずの人は、半年に1回ほど、すべての歯のチェックを受けているのではないか。いまから習慣にしておきたいものだ。

歯が多く残っている人は、転倒しにくい。だから認知症になりにくい

年を取ってから転倒すると、骨折して寝たきりになり、認知機能がぐんぐん低下してしまうことが多い。アクシデントから人生が暗転しないように、何としても転倒は避けなくてはいけない。

神奈川歯科大学の興味深い研究を紹介しよう。高齢者を対象に、歯と義歯の使用状況と転倒との関係を調べたところ、歯が19本以下で義歯も利用していない人は、20本以上の歯がある人と比べて、転倒するリスクが2・5倍も高いことがわかった。

歯を失うと、歯の周辺から脳に伸びる神経の働きが低下し、重たい頭部が不安定になり、全身のバランスを失って転倒しやすくなるのではないか、と考えられている。転倒予防という意外な点からも、歯はしっかりメンテナンスしなければいけない。なお、義歯を利用すれば、転倒リスクはそれほど高まらないことも覚えておこう。

ときどき利き手じゃないほうの手で歯磨きをすると脳が活性化する！

普段からボケ予防を意識しているシニア世代のなかには、ときどき、利き手と逆の手に歯ブラシを持って歯磨きをする人がいる。これはいったいどういう意味があるのだろうか。

通常、右利きの人は右手に、左利きの人は左手に歯磨きを持って使う。いつもと同じ、こうした歯磨きの際、脳はそれほど活性化しない。

ところが、利き手の逆の手に持って行うと、脳は「あれ？」と感じる。当たり前だが、どうにもやりにくい。いつもと違う方法にトライすることによって、脳は大いに刺激されて活性化するのだ。

ただし、歯ブラシを上手に動かせないので、磨き残しができやすいという欠点がある。最後は利き手に持ち替えて、仕上げ磨きを忘れないようにしよう。

よく眠る人がボケないのは、睡眠中に〝脳のゴミ〟が洗い流されるから！

ストレスや飲酒などから睡眠の質が悪く、夜中に何度も目が覚める。あるいは仕事が忙しくて、ときどき、ほとんど徹夜になる。こういった人は要注意だ。生活リズムを整えてよく眠るようにしないと、日々の疲れが取れないだけではなく、将来、ボケる可能性が高まってしまう。

「寝る子は育つ」ということわざがあるが、シニアの場合は「寝る人はボケない」と言い換えることができる。

国立長寿医療研究センターの研究では、75歳以上で夜遅くまで眠らない習慣のある人は、認知症の発症リスクが高くなると報告されている。眠りにつくのが午後11時以降になると、午後9〜11時の間に眠る人と比べて、発症リスクは2倍近くにも高まるという。

同じような研究は海外でも行われている。英国で約8000人を50歳から25年間、追跡調査したところ、睡眠時間が6時間以下の人は、約7時間眠っている人と比べて、認知症になる可能性が約30％高まった。

アルツハイマー型認知症の原因となる〝脳のゴミ〟アミロイドβは、眠っている間に脳から排出されることが明らかになってきた。しかし、睡眠時間が不足すると、その作用がうまく働かなくなり、アミロイドβが脳にたまっていくと考えられている。

近年、アミロイドβが脳にできる量自体は、健康に年を重ねる人も認知症になる人もあまり変わらないことがわかってきた。アミロイドβをためないようにするには、主に睡眠中にいかに排出できるかどうかにかかっているようなのだ。

睡眠のなかでも、脳も体も眠っているノンレム睡眠のとき、アミロイドβが排出されるといわれる。ノンレム睡眠とはぐっすり熟睡する深い眠り。眠っている間に何度も寝覚めるようなら、眠りの質は悪く、ノンレム睡眠を得られにくい。

ボケないためには、適切な睡眠時間だけではなく、質の良い眠りも必要となる。毎晩、よく眠れるように、睡眠環境を整えることが大切だ。

ボケない人の睡眠時間は「適度」。長過ぎても短過ぎてもボケやすくなる！

認知症を引き起こすアミロイドβは、睡眠中に脳から洗い流される。ということは、長く眠るほどボケないのではないか、と思う人もいるかもしれない。しかし、年を取っても認知機能が衰えにくい人は、あくまでも適度な睡眠を取っているものだ。

スペインの研究によると、最も認知症になりにくい睡眠時間は6～8時間。これより短くても長くても、認知症の発症リスクは高まるという結果になった。九州大学の「久山町研究」でも、睡眠と認知症の関係を示す報告がある。睡眠時間が5～6・9時間の人と比べて、5時間未満しか眠っていない人の認知症の発症リスクは2・64倍、10時間以上の場合は2・23倍も高かった。

やはり、睡眠時間が短過ぎても長過ぎてもボケやすいというわけだ。適度な睡眠を確保するのが長く健康を保ち、認知症を予防できる方法であるのは間違いない。

ボケない人は昼寝が大好き。ただし午後3時までに長くても30分だけ

年齢を重ねてもボケる兆しなどまるでない人は、毎日、適度な昼寝をしているのではないか。

新潟大学が371人の高齢者を5年間追跡調査したところ、27・3％に認知機能の低下が見られた。昼寝習慣の有無で比較すると、1日30分未満の昼寝をする人は、昼寝をしない人と比べて、認知機能低下のリスクが半分以下に抑えられていた。

短時間の昼寝によって、夜の睡眠のリズムが良くなり、アミロイドβがよく洗い流されたのではないかと考えられる。昼寝はボケ予防に有効なのだ。

ただし、昼寝は午後3時までに長くても30分。それ以上、長い時間眠ってしまうと、夜の睡眠の質が低下し、深い眠りであるノンレム睡眠が少なくなったり、夜中にたびたび目が覚めたりしかねない。逆効果なので、長過ぎる昼寝は禁物だ。

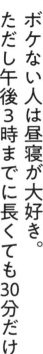

寝る1時間前に1杯の水。その習慣が睡眠中の脳の血流を保つ

人間は1日に約1・2ℓの水を飲む必要があるという。睡眠中は補給できないので、寝る前にコップ1杯程度の水を飲む人もいる。これで眠っている間、血液がドロドロになりにくいというわけだ。

こうすれば、確かに血流を良くする効果があるかもしれないが、夜中に尿意を感じて目覚めてしまう可能性も高まる。できれば、睡眠は分断されたくない。ノンレム睡眠の時間が短くなって、脳にアミロイドβがたまりやすくなる可能性がある。

寝る前に水を飲むのが悪いわけではない。年を取ってもボケない人は、就寝の直前ではなく、布団に入る1時間前までに飲んでいる。こうすれば、夜中にトイレで起きることも減るはずだ。なお、水の代わりに酒を飲んで寝ようとするのは論外。アルコールには利尿作用があるため、トイレで目覚める可能性がぐっと高まってしまう。

体を冷やすと免疫力が落ちてボケる⁉
寝起きの1杯は冷たい水ではなく温まる白湯を

朝、起きぬけにコップ1杯の水を飲む人がいる。睡眠中に汗で失われた水分を補給できる良い習慣だ。腸を刺激してぜん動運動を活発化させ、快便につなげるという効果もある。けれども、認知症予防の観点を加えるのなら、飲むのは冷たい水ではないほうがいい。ボケない人は体を冷やさないように、温かい白湯《さゆ》を飲んでいる。

1日のなかでも、朝は体温が最も低い。その状態のときに冷たい水を飲むと、体温が一層下がる可能性がある。困ったことに、体温が下がるにつれて、体を防御する働きである免疫力も低下してしまう。

免疫機能と認知症との関係は明らかになってはいないが、免疫細胞に慢性的な炎症が発生した場合、認知機能が低下する傾向にあることがわかっている。体温を保つためには、冷たい水でわざわざ冷やさないほうが賢明だ。

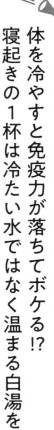

コーヒーはランチ後の1杯が最後。15時以降に飲まない人はよく眠れる

食後のコーヒー1杯は格別の味わい。近年はクロロゲン酸などのポリフェノールによる健康効果も注目されている。

かつては悪者扱いだったカフェインも、血管を拡げる作用があり、心筋梗塞や脳梗塞を予防することもわかってきた。とはいえ、やはりカフェインは注意しなければならない成分。想像以上に強い覚醒作用があるため、睡眠に悪影響を及ぼしてしまう。米国ウェイン州立大学などの研究によると、就寝の6時間も前にカフェインを摂取しても、睡眠が1時間短くなる可能性があるという。

カフェインは摂取後10時間たっても、体内に残る場合がある。このため、ボケとは無縁のコーヒー好きは、1日の最後の1杯はランチのあと。これで質の良い睡眠を得られ、脳からアミロイドβを洗い流すことができる。

軽い掛布団と適度な高さの枕。熟睡する人は寝返りしやすい寝具を選ぶ

年を取ってもボケない人は、布団などの寝具にこだわるのではないか。一方、睡眠環境に無頓着な人は、早めに認知機能が低下していきやすいかもしれない。眠りの質が悪くなって、脳にアミロイドβがたまりやすくなる可能性があるからだ。

睡眠の質と寝具には深い関係があり、掛布団の場合、寝返りを打ちやすいかどうかが大きなポイントとなる。同じ姿勢で眠っていると体に圧力がかかり、血液の循環が悪くなる。このため寝返りを打って、無意識のうちに適度に体をほぐしているものだ。

ところが、掛布団が重いと寝返りを打ちづらい。羊毛や羽毛などの軽い掛布団を使い、無理なく寝返りを打てるようにしたいものだ。

ほかには適度な高さの枕を使う、Tシャツやトレーナーではなく、通気性と保温性のすぐれたパジャマを着て寝る、といったことも快眠のためには大切だ。

ぐっすり眠って脳を休める人は、夏はエアコンをつけて27℃前後をキープする

眠っているときに、冷たい風が当たると体に悪い。だから蒸し暑い夏の夜でも、寝るときにはエアコンを消すのが当たり前。いまでもそう固く信じて、寝苦しい夜を過ごしている人は少なくなさそうだ。しかし、年を取ってもボケない人は、随分以前から、エアコンをつけたまま寝るのが習慣になっているのではないか。

熱帯夜にエアコンをつけないで眠ると、暑さから何度も目が覚める。当然、睡眠の質が低下し、深い眠りのノンレム睡眠が減って、アルツハイマー型認知症の原因となるアミロイドβが脳にたまりやすくなってしまう。

寝苦しい夜が増えているなか、夏はエアコンの設定温度を26～28℃にして、つけっぱなしで寝るのが正解だ。これでもちょっと暑い人は、就寝前の30分ほどの間、25℃ほどの低めの温度で冷やしておき、寝るときに温度を上げる手もある。

耳たぶを触るクセのある人は年を取ってもボケない可能性あり⁉

耳たぶをときどき、もんだりつまんだり。そういったクセのあるシニア世代は、もしかするとボケ予防策のひとつと思って実行しているのかもしれない。

確かに、耳たぶマッサージは脳を活性化するいいアイデアだ。耳たぶは脳に近い場所にあり、しかも東洋医学の「ツボ」が集中している。適度にマッサージをするだけで、すぐに脳の血流が良くなるのだ。

難しいやり方は何もない。耳たぶをつまんだり、引っ張ったり、ぐるぐる回したりと、いろいろな方法でマッサージしてみよう。痛みを感じない程度で、やや強めに力を加えると良いようだ。

耳のツボを刺激すると、顔のたるみがやわらいで、若々しい顔になるともいわれている。アンチエイジング効果の期待も込めて、習慣にしてみてはどうだろう。

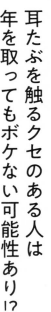

第8章

ボケない人がやらない
早くボケる習慣、
ぜんぶ集めました。

ほぼ炭水化物のランチや
ファストフードが大好き。
タバコも吸うし、
毎晩の大酒も欠かせない。
そういう習慣はボケるもと！

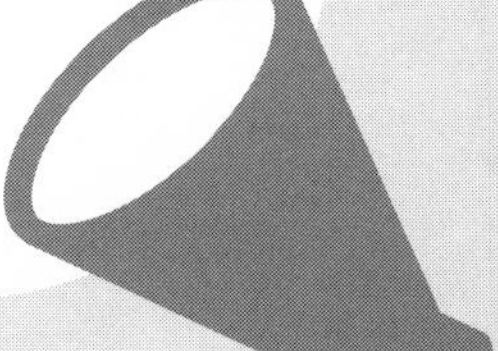

牛肉や豚肉の脂身が大好き。そんな人は生活習慣病にも認知症にもなりやすい

近年、年を取っても肉を食べたほうがいいとされている。食が細くなっても、肉なら効率良くタンパク質を摂取できるからだ。とはいえ、脂身たっぷりの肉ばかりを食べるのは考えものだ。肉に含まれている脂は、動脈硬化や脳卒中のリスクを高める飽和脂肪酸。生活習慣病を発症しやすくなり、認知症にもつながってしまう。

シカゴの健康な高齢者を約4年間追跡調査した研究では、飽和脂肪酸を多く摂取する人は、摂取量の少ない人と比べて、アルツハイマー型認知症を発症するリスクが1・2倍高いことがわかった。また、ニューヨークの住民980人を摂取カロリー別4群に分けて調べた研究によると、最も摂取カロリーが多いグループは、最も少ないグループと比べて、アルツハイマー型認知症の危険度が約1・5倍高かった。

やはり、肉は脂の少ない部位を選び、腹八分目を心がけるのがいいようだ。

ファストフードや冷凍食品をよく食べる人ほど、認知機能が衰えるのは速い！

ハンバーガーやホットドッグなど、ファストフードがヘルシーな食品だと思っている人はいないだろう。もちろん、ときどき食べる分には問題ないが、大好物で週に何回も手が出るようならどうか。ファストフードの摂取量が多くなれば、肥満やコレステロール値の上昇を招きやすくなり、ボケ予防という点でもいいわけがない。

冷凍ピザやポテトチップス、ドーナツ、菓子パンなど、糖分や塩分、脂肪などの多い加工済みの食品をとくに「超加工食品」という。この食品グループも要注意だ。サンパウロ大学の研究によって、超加工食品の摂取量が1日の摂取カロリーの20％を超える人は、それより少ない人と比べて、認知機能が低下するペースが28％も速いことがわかった。

ファストフードや冷凍ピザは利用しやすくおいしいが、食べ過ぎは禁物だ。

ベーコンやソーセージなどの加工肉好きは老けやすくボケやすい

噛むと口のなかに脂がジュッと染み出し、パンチの効いた味つけもたまらないハムやソーセージ、ベーコンなどの加工肉。しかし、ファストフードによく使われることからも想像できるように、残念ながら健康的な食品とはいえない。

加工肉は脂身の多い部分を使用する場合が多く、食品によってはさらに脂肪分を添加する場合もある。このため、動脈硬化を進行させる飽和脂肪酸がたっぷり含まれているのだ。味の満足度と日持ちのために、使われる塩分の量も相当なもので、高血圧の原因になる。食べる機会が多いほど、認知症のリスクが高まることだろう。

さらに、加工肉には動脈硬化や骨粗鬆症、白内障、肌のシミやシワなど、体を老化させる「糖化」という現象の原因となる物質が非常に多く含まれている。毎日のように食べるのは控えたほうが良さそうだ。

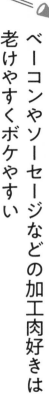

「ラーメン+半チャーハン」糖質のダブル攻撃はボケに一直線!

いちばん好きなランチメニューは、「ラーメン+半チャーハン」のセット。おなかがいっぱいになって、さあ午後の仕事も頑張ろうという気になる。こういうメニューの選び方をしても、若い20代なら摂取したカロリーを全部燃やせそうだ。けれども、基礎代謝が落ちてきた年代なら、糖質のとり過ぎというしかない。

糖質を摂取し過ぎると、その先には高血糖、さらに糖尿病が待っている。糖尿病は認知症の大きな危険因子のひとつ。たとえラーメンやごはんが好きでも、糖質のダブルパンチは避けなくてはいけない。

ラーメンに半チャーハンのほかにも、パスタとパン、お好み焼きとごはん、うどんとおにぎりなど、糖質のとり過ぎになる組み合わせは多い。いくら空腹になっても、ボケない人はこういったメニューは選ばないはずだ。

単一のサプリメントを多く摂取するのは脳に逆効果の可能性が！

食事だけでは栄養が不足してしまう、あるいは特定の栄養をもっと摂取したい。こういった考えから、サプリメントを利用している人は多い。

サプリメントを使えば、ほしい有効成分を確実に摂取できる。しかし、これを飲んでおけば大丈夫だとばかりに、依存してしまうのは良くない。

じつは単一の栄養をサプリメントで摂取し過ぎると、逆に有害になるケースがある。

有名なのはフィンランドで行われた研究で、抗酸化作用の高いβカロテンのサプリメントを摂取し続けた結果、肺がんの発生率が高まった。ほかにも、ビタミンEをサプリメントで多く摂取したところ、かえって死亡率が増したという研究もある。

栄養はさまざまな食品から多角的に摂取してこそ、健康に結びつけることができる。脳の健康も同じではないか。この点をしっかり理解し、サプリメントを利用しよう。

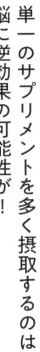

タバコは健康に悪いだけでなく、脳にもひどく悪影響を及ぼす！

喫煙は肺がんをはじめ、数多くの重大な病気の原因になる。そのうえ、将来、認知症になって周囲に負担をかける可能性もぐっと高まることを知っているだろうか。

九州大学の「久山町研究」によると、中年期から老年期にかけて喫煙していた人は、そうでない人と比べて、アルツハイマー型認知症が発症するリスクが2・7倍、脳血管性認知症では2・9倍も高かった。

またWHO（世界保健機関）と国際アルツハイマー病協会は、喫煙者はタバコを吸わない人と比べて、認知症を発症するリスクが45％高いと報告した。受動喫煙もそのリスクは高くなるというので、喫煙習慣のない家族も巻き込んでしまう。

「久山町研究」の報告では、老年期になっても禁煙すればリスクはかなり下がる。タバコを吸っている人は、とにかく、いまからでも禁煙するべきだ。

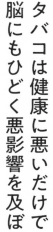

日常的に大酒を飲んでいると、男女とも認知症のリスクが3倍以上にアップ！

酒を飲み過ぎると肝臓が悪くなり、ほかには糖尿病や高血圧なども引き起こす。では、脳に与える影響はどうかといえば、酒を飲むにつれて少しずつ脳が萎縮していくことがわかっている。

トータルの飲酒量と脳の萎縮の仕方には相関関係があり、飲めば飲むほど脳は萎縮する。休肝日をもうけても無駄で、その程度では脳の萎縮はとまらない。ただし、完全に断酒をすれば、萎縮した部分が改善することも確かめられている。

では、実際に認知症との関連性はどうなのか。フランスで行われた100万人以上を対象にした大規模研究によると、酒の飲み過ぎは認知症の発症を促す。とくにアルコール依存症などで大量に酒を飲む人の場合、認知症を発症するリスクが男性で約3・4倍、女性では約3・3倍も高くなった。

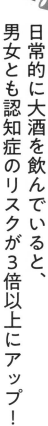

ただし、ここが微妙なところだが、酒を飲めば必ず認知症のリスクが高まるわけではない。高齢者の飲酒と認知症との関係を調べた研究では、発症するリスクが最も低かったのは、アルコール量に換算して、週に350㎖入りのビールを1本から6本飲む人だったのだ。まったく酒を飲まない人は、認知症の発症リスクが2倍以上高く、週に7本以上飲む人はさらに一層認知症になりやすかった。

またハワイの日系人男性を調べたところ、高齢になったときに最も認知機能が低下したのは、中年時代に酒を飲まなかった人と、1日に350㎖入りのビールを4本以上飲んでいた人だった。一方、1日にビール1本程度を飲んでいた人は認知機能の低下が最も少ないという結果になった。

認知症に限っては、少量の飲酒は好影響を与える可能性があるようだ。とはいえ、その量は1日に缶ビール1本。酒好きにとっては物足りないだろうが、これが適量なのだ。より多く飲むにしたがって、認知症のリスクはどんどん高まっていく。

なお、飲酒の習慣のない人が飲むようになると、認知症を発症しにくくなるかどうかはわからない。無理に飲む必要などないのは当然だ。

主な参考文献

○『内臓脂肪を減らす食べ方』（工藤孝文／日本実業出版社）
○『認知症にならないための生活習慣』（神崎 仁／慶應義塾大学出版会）
○『認知症を進ませない生活と介護』（監修・今井幸充／法研）
○『ボケない暮らし30カ条』（朝田 隆／法研）
○『認知症&もの忘れはこれで9割防げる！』（浦上克哉／三笠書房）
○『科学的に正しい認知症予防講義』（浦上克哉／翔泳社）
○『最新ボケない！〝元気脳〟のつくり方』（遠藤英俊／世界文化社）
○『医師が認知症予防のためにやっていること。』（遠藤英俊／日経ＢＰ）
○『一生使える脳』（長谷川嘉哉／ＰＨＰ研究所）
○『ボケない技術（テク）』（奥村 歩／世界文化社）
○『脳が若返るまいにちの習慣』（広川慶裕／サンマーク出版）
○『もの忘れをこれ以上増やしたくない人が読む本』（松原英多／講談社）
○『91歳の現役医師がやっている 一生ボケない習慣』（松原英多／ダイヤモンド社）
○『もの忘れを90%防ぐ法』（米山公啓／三笠書房）
○『認知症を予防する食事』（川口美喜子／亜紀書房）
○『生活習慣の改善で認知症を予防する』（斎藤嘉美／ペガサス）
○『80歳からでも間に合う 認知症がみるみる遠ざかる食べ方大全』（古和久朋／文響社）
○『ＮＨＫガッテン！ 第10巻 第3号 ２０１８夏 vol. 39』（主婦と生活社）
○『ＮＨＫガッテン！ 第13巻 第1号 ２０２０-２０２１冬 vol. 51』（主婦と生活社）

主な参考ホームページ

○厚生労働省 e-ヘルスネット…アルコールと認知症
○筑波大学…アスタキサンチン摂取は軽運動による海馬機能向上効果をさらに増強する
○愛媛大学…入浴習慣は、動脈硬化や心機能に好影響をおよぼす
○兵庫県立大学…脳から探るガーデニングの認知症予防効果
○神奈川歯科大学…歯を失って義歯を使わなければ認知症のリスクが最大1・9倍に
○More steps, moderate physical activity cuts dementia, cognitive impairment risk
○国立研究開発法人 国立長寿医療研究センター…緑茶にする？ コーヒーにする？ ～認知機能との関連性～／食事と認知機能【認知症予防】／補聴器を使用すると認知機能低下を予防できる？／補聴器は何歳から必要？
○国立研究開発法人 国立精神・神経医療研究センター…鶏肉のイミダゾールジペプチドの脳老化改善効果を発見
○公益財団法人 長寿科学振興財団…健康長寿ネット
○日本チューインガム協会…咀嚼回数ガイド
○化学と生物…腹八分目はサルでも寿命を延ばす⁉―「腹八分目に医者いらず」を実証するアカゲザルを用いた食餌制限研究
○CNN…冷凍食品やファストフードで認知症リスク上昇、超加工食品の危険裏付け 米研究
○Newsweek…カレーを毎日食べると記憶力が向上、認知症の予防にもなる？
○日経Gooday…ボランティアで長生き？ 死亡リスク4割減、心も健康／ウオーキング効果上げる秘訣 時間より歩数でカウント
○NIKKEI STYLE…午後遅いコーヒーは避けるべし 寝不足を加速させる

○DIAMOND online…「活動的な小太り」がいい？ 認知症リスクが低下
○東洋経済ONLINE…ブルーベリーに健康効果以上の効用がある事実／これで下半身がスッキリ「階段の上り方・下り方」
○保健指導リソースガイド…「アート」「映画鑑賞」「ネットで買い物」　創造的な趣味が認知症を防ぐ／毎日のウォーキングで女性の認知症を予防　活発な運動を1日30分増やすと認知症リスクは21％低下
○糖尿病ネットワーク…糖尿病の人は歯周病にご注意　1日2回の「うがい」で血糖管理が改善　口のなかの悪玉菌を減らせる
○IBS（ワールド・ファミリー　バイリンガル　サイエンス研究所）…バイリンガルが認知症予防に？ 多言語教育がもたらす将来の健康
○明治…チョコレート効果
○マルハニチロ…島根大学他合同グループとの共同研究から
○ホクト　きのこらぼ…菌活辞典
○のと塩の里…塩のお話
○オルニチン研究会…シジミを冷凍すると？
○Jcastニュース…花を育てる高齢者はいきいき　認知症予防に「園芸療法」が注目

人生を自由自在に活動《プレイ》する

青春新書
PLAYBOOKS

人生の活動源として

いま要求される新しい気運は、最も現実的な生々しい時代に吐息する大衆の活力と活動源である。

文明はすべてを合理化し、自主的精神はますます衰退に瀕し、自由は奪われようとしている今日、プレイブックスに課せられた役割と必要は広く新鮮な願いとなろう。

いわゆる知識人にもとめる書物は数多く窺うまでもない。

本刊行は、在来の観念類型を打破し、謂わば現代生活の機能に即する潤滑油として、逞しい生命を吹込もうとするものである。

われわれの現状は、埃りと騒音に紛れ、雑踏に苛まれ、あくせく追われる仕事に、日々の不安は健全な精神生活を妨げる圧迫感となり、まさに現実はストレス症状を呈している。

プレイブックスは、それらすべてのうっ積を吹きとばし、自由闊達な活動力を培養し、勇気と自信を生みだす最も楽しいシリーズたらんことを、われわれは鋭意貫かんとするものである。

―創始者のことば― 小澤和一

監修者紹介

工藤孝文

1983年福岡県生まれ。福岡大学医学部卒業後、アイルランド、オーストラリアへ留学。帰国後、大学病院、地域の基幹病院を経て、現在は、福岡県みやま市の工藤内科で地域医療を行っている。専門は、糖尿病・肥満症・漢方治療。「ガッテン！」(NHK)、「世界一受けたい授業」(日本テレビ) など、テレビ番組への出演・医療監修のほか、健康関連の著作も多い。日本内科学会・日本糖尿病学会・日本肥満学会・日本抗加齢医学会・日本東洋医学会・日本女性医学学会・日本高血圧学会・小児慢性疾病指定医。

「ボケない人《ひと》」の習慣《しゅうかん》、
ぜんぶ集《あつ》めました。

青春新書 PLAYBOOKS

2024年5月25日　第1刷
2024年12月5日　第9刷

監修者　工《く》藤《どう》孝《たか》文《ふみ》

編　者　ホームライフ取材班《しゅざいはん》

発行者　小澤源太郎

責任編集　株式会社プライム涌光

電話　編集部　03(3203)2850

発行所　東京都新宿区若松町12番1号 〒162-0056　株式会社青春出版社

電話　営業部　03(3207)1916　振替番号　00190-7-98602

印刷・三松堂　製本・フォーネット社

ISBN978-4-413-21212-0